F. Batmanghelidj

Rückenschmerzen und Arthritis
Das Selbsthilfebuch

F. Batmanghelidj

Rückenschmerzen und Arthritis

Das Selbsthilfebuch

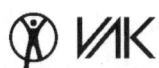

VAK Verlags GmbH
Kirchzarten bei Freiburg

Titel der amerikanischen Originalausgabe:
How to deal with back pain & rheumatoid joint pain
© F. Batmanghelidj 1991
Erschienen bei: Global Health Solutions, Inc.,
Falls Church, VA, USA
ISBN 0-9629942-0-0

Die Deutsche Bibliothek – CIP-Einheitsaufnahme
Batmanghelidj, Faridun
Rückenschmerzen und Arthritis: das Selbsthilfebuch /
F. Batmanghelidj [Übers.: Beate Richter] – Kirchzarten bei
Freiburg: VAK Verlags GmbH 1998
Einheitssacht.: How to deal with back pain & rheumatoid joint
pain ‹dt.›
ISBN 3-932098-23-4

3. Auflage 2001
© VAK Verlags GmbH, Kirchzarten bei Freiburg 1998
Übersetzung: Beate Richter
Lektorat: Monika Radecki
Umschlag: Hugo Waschkowski
Umschlagfoto: Global Health Solutions
Herstellung: Clausen & Bosse, Leck
Printed in Germany
ISBN 3-932098-23-4

Inhalt

Vorbemerkung zur Originalausgabe 11
Vorwort 13
Einladung an die Leserinnen und Leser 17
Einleitung 19
Kapitel 1: Chronische Schmerzen. 21
Die Zelle 23
Wasser und Leben 24
Säuregrad und Zelle 25
Kapitel 2: Kreuzschmerzen 29
Gehirn und Wirbelsäule 31
Die Bandscheibe 34
Der potentielle anatomische Zwischenraum 42
Das natürliche Vakuum im Bandscheibenzwischenraum . 43
Kapitel 3: Kreuz- und Ischiasschmerz 45
Korrigierende Übungen 48
Übungen zur Vorbeugung 58
Wichtige Hinweise 65
Kapitel 4: Rheumatischer Gelenkschmerz 77
Cholesterin 78
Gelenkknorpel und Blutversorgung des Knochens 79
Flüssigkeit in den Gelenken 81
Das Reparatursystem des Knorpels 84

Rheumatischer Gelenkschmerz: ein Anzeichen für
    Wassermangel. 85
Eine einfache und gesunde Lösung: Wasser 87
Kapitel 5: Weitere Ausführungen 91
Haltung wirkt auf die Bandscheiben 91
Was ist Schmerz? 93
Ursachen von Rückenschmerzen 94
Die Zelle 95
Säuregrad und Zelle 96
Die Schmerzempfindlichkeit der Nerven 97
Stoffe, die Schmerz auslösen 98
Freies Wasser 100
Die Bedeutung der Bandscheiben im menschlichen
    Körper. 103
Die Wirbelsäule. 105
Gewicht und Bewegung 107
Der Fuß und sein Gewölbe 108
Beckenanatomie und Kraftverteilung 109
Die Beziehung zwischen Bandscheiben und Wirbeln . . . 110
Die Bandscheibe und ihre Aufgaben. 112
Die Bedeutung des potentiellen anatomischen
    Zwischenraums. 116
Wasserversorgung der Bandscheibe durch das Vakuum . . 118
Hilfe bei einem Bandscheibenvorfall. 125
Die Methode der Bandscheibenkorrektur. 127
Wichtige Punkte, die Sie beachten sollten 130
Stärkung der Rückenmuskulatur 130
Rückenschmerz und Körperhaltung 131
Wasser trinken sorgt vor. 133
Hinweise und Empfehlungen 134
Kapitel 6: Mit anderen Worten: Zum Thema Arthritis . 139
Das Phänomen Schmerz. 140
Das dehydratisierte Gelenk 143

Rückenschmerzen und Ischias 145
Osteoarthritis 147
Vorbeugung und Heilung 148
Literatur. 151
Über den Autor 157

Ich danke Gott dafür, daß er mir die Fähigkeit gegeben hat, Ihnen die Gedanken dieses Buches aufzuschreiben. Dieses Buch ist denen gewidmet, die unter starken Schmerzen – Rückenschmerzen, rheumatischem Gelenkschmerz oder Schmerzen aufgrund von Arthritis – leiden oder gelitten haben und mit deren Folgen leben oder leben mußten; insbesondere widme ich dieses Buch meinem Freund James H. G.

Ich gedenke mit diesem Buch Arthur Dickson-Wrights, einen großen Allgemeinmediziner, dem diese Bezeichnung wirklich gebührt, einem geistreichen Kopf und Pionier auf dem Gebiet der Krebsforschung.

Und ich widme diese Seiten meiner Familie.

Vorbemerkung zur Originalausgabe

Die Informationen und Übungen, die in diesem Buch dargestellt werden, gründen sich auf Ausbildung, persönliche Erfahrungen und umfangreiche Forschungen des Autors. Der Autor
erteilt keinen medizinischen Rat; ebensowenig verschreibt er
die Anwendung jedweder Techniken als eine Form der Behandlung für körperliche oder medizinische Probleme. Bei allen hier
genannten Beschwerden sollte der Rat eines Arztes hinzugezo-
gen werden. Der Autor bietet allgemeine Informationen, die
auf wissenschaftliche Ergebnisse der Anatomie und Physiologie zurückgehen und dazu beitragen, Rückenbeschwerden,
rheumatischen Gelenkbeschwerden und Arthritis vorzubeugen
oder sie zu lindern. Dieses Buch ist kein Ersatz für die gründliche ärztliche Diagnose und Behandlung. Die Anwendung der
Konzepte, Vorgehensweisen und Übungen, die hier beschrieben werden, geschieht auf eigenes Risiko jedes Einzelnen. Die
abgebildeten Übungsabläufe sollten in genauer Übereinstimmung mit den beschriebenen Anweisungen durchgeführt werden. Schwangere, Personen mit früheren Rückenverletzungen
und mit anderen bestehenden pathologischen oder orthopä-
dischen Befunden sollten die in diesem kleinen Buch vor-
gestellten Übungen nicht ohne vorherige Abstimmung mit
einem Arzt durchführen. Weder Autor noch Herausgeber
können den Erfolg für die hier enthaltenen Empfehlungen

und Übungen garantieren. Sie weisen jegliche Haftungsver-
pflichtung in Verbindung mit der Anwendung der gebotenen
Informationen zurück.

Vorwort

1983 wurde die *Foundation for the Simple in Medicine* (Stiftung für das Einfache in der Medizin) gegründet, eine wohltätig arbeitende, medizinische Forschungseinrichtung. Diese Stiftung widmet sich der Veränderung des gegenwärtigen Grundverständnisses, auf dem im allgemeinen die angewandte Forschung beruht. Gegenwärtig stützt sich die medizinische Praxis auf die Annahme, daß die physikalisch-chemischen Eigenschaften von Ionen (Ionen stellen die reinste Form der elementaren Grundstoffe, zum Beispiel Natrium, Kalium, Kalzium, Magnesium, dar) die Wasseraufnahme des Körpers regulieren und daß die Substanz, die wir „Wasser" nennen – *das* Lösungsmittel im Körper – im Verhältnis zu diesen elementaren Grundstoffen und allen anderen Stoffen, die in ihm gelöst werden, eine passive Rolle spielt.

In einem frühen Stadium der Forschung wurde erkannt, daß Substanzen, die in den Körperflüssigkeiten gelöst sind, hochreaktiv sind. Klinische Erfahrungen (siehe *Literatur* im Anhang) zeigten, daß diese Annahme nicht vollständig sein kann, da unser Körper mit fortschreitendem Alter austrocknen kann. Die Stiftung vertritt dementsprechend folgende Ansicht: Da die Regulatoren jener Ionenaustauschvorgänge, die die Bewegung des Wassers im Körper regulieren, Proteine sind und Proteine in der Gegenwart von Wasser ihrer Natur gemäß reagieren, funktionieren diese um so effizienter, je mehr freies Wasser sich um sie herum befindet. Daraus folgt logischerweise, daß das Wasser letztlich seine eigene Aufnahme reguliert.

Klinisch kann diese Sichtweise anhand der Tatsache bestätigt werden, daß Menschen, die selbst bei Dehydration nicht erkennen, daß sie durstig sind, nach wenigen Tagen bewußter, regulierter Wasseraufnahme eine Empfindung wiederentdecken: daß ihr Körper dringend nach Wasser verlangt. Die Stiftung vertritt noch einen weiteren Standpunkt, der der Logik dieser Sichtweise folgt: Da alle Körperfunktionen von Wasser abhängig sind, sollten wir unsere Auffassung gängiger medizinischer Behandlungsmethoden überdenken. Gleichzeitig sollten wir erkennen, daß Wasser eine regulierende Funktion für die Neurotransmittersysteme hat, die an den Wasseraufnahmemechanismen des Körpers beteiligt sind.

Wenn man bei Beschwerden, die bisher chemisch behandelt werden, um den Zustand eines Patienten zu „verbessern", statt dessen den natürlichen Bedarf der beteiligten Körpersysteme an Wasser deckt, kann man regulierend eingreifen, bevor es zu einer chemischen Störung kommt, die auch andere natürliche Notfall-Regulationsfunktionen des Körpers mit einbezieht.

Es gibt zwei Systeme, die für die Regulierung des Wasserhaushalts im Körper sorgen: die serotoninergen (sie regulieren unter anderem den Kalziumaustausch in der Zelle und die Schmerzwahrnehmung) und die histaminergen Systeme (sie regulieren den Kationenaustausch; Kationen sind die elementaren Grundstoffe, die die positive elektrische Ladung in der Zelle ermöglichen; der Kationenaustausch ist auch bei vielen anderen Funktionen wichtig, zum Beispiel bei der Induktion von Schmerzen und Allergien) sowie Renin-Angiotensin (dessen Aktivität von den beiden oben genannten Systemen unabhängig und möglicherweise gleichzeitig angeregt und bei Bluthochdruck verändert wird).

Damit diese Ansätze weltweit Anwendung in der medizinischen Praxis finden, hat die Stiftung begonnen, ihre wissenschaftlichen Thesen und Ergebnisse in ihrer regelmäßig erscheinenden Reihe *Science in Medicine Simplified* zu veröffentlichen, die Forschungszentren und wissenschaftlichen Bibliotheken in verschiedenen Teilen der Welt zur Verfügung steht.

Einladung an die Leserinnen und Leser

Die *Foundation for the Simple in Medicine* (Stiftung für das Einfache in der Medizin) setzt sich dafür ein, daß Wissenschaftler die Aussagen und Ergebnisse, die mit den regulativen und reaktiven Funktionen von Wasser im Körper zusammenhängen, kennenlernen und auswerten. Wir sind sicher, daß die medizinische Praxis mit diesem neuen Paradigma zu einer weitaus sanfteren und präventiven Medizin werden wird; zudem wird ein heilender, physiologischer Ansatz wirksam werden können, der an einem frühen Krankheitsstadium ansetzt, also bevor weiterer Schaden eintritt.

Wir sind sehr daran interessiert, Ihre Reaktionen auf dieses Buch zu erfahren, ebenso von Erfolgen oder von der Erleichterung, die Sie vielleicht erfahren, wenn Sie den Empfehlungen und Übungen in diesem Buch folgen. Sollten Sie das Programm und die Empfehlungen befolgen und trotzdem keine Linderung feststellen, möchten wir dies ebenfalls erfahren. Die Kommentare von Ärzten und anderen medizinischen Fachleuten sind uns ganz besonders willkommen.

Bitte schicken Sie Kommentare, Reaktionen und Anregungen an die folgende Adresse. Alle Zusendungen werden mit strengster Vertraulichkeit behandelt.

Back Pain
P. O. Box 3189
Falls Church, Virginia 22034
USA

Einleitung

Wasser und Bewegung
– die einfache Hilfe bei Rückenschmerzen, Bandscheiben-
verlagerung, Arthritis, rheumatischen Gelenkschmerzen

Dieses Handbuch zur vorbeugenden Behandlung befaßt sich mit chronischen Rückenschmerzen, Arthritis und rheumatischen Gelenkschmerzen. Mit den Folgen des hier Geschilderten wird man ganze Bände füllen können. Ich möchte im vorhinein die Leserinnen und Leser bitten, den Wert dieses Buches nicht an der knappen Darstellungsweise zu bemessen und sich auch nicht von dem ein oder anderen medizinischen Fachwort abschrecken zu lassen; auch die Wiederholungen in den verschiedenen Kapiteln und Themenkomplexen sind beabsichtigt. Statt dessen darf ich sie einladen, das Wesentliche des hier Dargestellten zu erfassen. Die Darlegung konfuser Ansichten geschieht häufig sehr wortreich, vor allem, wenn spektakuläre Äußerungen Betroffene anlocken sollen und ganz am Ende lediglich teure chirurgische Eingriffe stehen.

Wenn wir Dekompensation verhindern und/oder die Linderung von Schmerzen und Bandscheibenverlagerungen erreichen wollen, sollten wir sicherstellen, daß unser Körper optimal mit Wasser versorgt ist, damit das Wasser die zentralen Kreislaufsysteme verlassen und in die einzelnen Bandscheibenkerne gelangen kann; ebenso wichtig ist es, daß der vordere

Winkel der Zwischenwirbelräume so lange weit offen gehalten wird, bis der alte Zustand der Funktionseigenschaften und der Position der Bandscheibe durch eine Korrektur wiederhergestellt sind. Wie erreichen wir das?

Sie sind eingeladen, dieses Buch ganz zu lesen. Wenn Sie den ersten Teil des Handbuchs als Vorbereitung auf den folgenden lesen, werden Sie verstehen, wie es möglich ist, den Schmerz und die Angst, die sowohl leichte als auch sehr heftige Rückenbeschwerden verursachen, zu lindern. Im Anschluß können Sie im detaillierteren Teil dieses Handbuches das Gelernte vertiefen und mehr erfahren über die Schmerzphysiologie, die Zelle, die schmerzempfindlichen Nerven, über fortgeleiteten Schmerz und durch Bandscheibenvorfall verursachte Muskelschwäche, die Auswirkungen von Körpergewicht und Bewegung, den Fuß und sein Gewölbe, besondere Hinweise über die Beckenanatomie und die Kräfteverteilung innerhalb des Körpers, die Beziehung zwischen Bandscheibe und Wirbeln, die Bandscheibe und ihre Funktionen, die Knorpel und Gelenke. Einfache Übungen sowie Anwendungen durch bewußte und regelmäßige Wasserzufuhr werden sorgfältig erläutert.

Sie haben hier einen Leitfaden auf dem Weg zu Linderung und vorbeugender Behandlung bei Rückenschmerzen, Bandscheibenverlagerung, Arthritis und rheumatischen Gelenkschmerzen.

Kapitel 1

Chronische Schmerzen

Ich wollte mich in diesem Buch zunächst ganz einfach mit Rük-
kenschmerzen befassen – einem chronischen Schmerz, der, wie
wir alle wissen, Menschen das Leben zur Hölle machen kann.
Im Verlauf meiner Forschungsarbeit an der *Foundation for the
Simple in Medicine* (Stiftung für das Einfache in der Medizin)
zum Phänomen des Schmerzes wurde mir klar, daß dieses Buch
unvollständig wäre, wenn es nicht auch eine Erklärung für den
„anderen" chronischen Schmerz – rheumatische Gelenkschmerzen und Arthritis – enthielte. Schließlich entstehen die
meisten Rückenschmerzen an den Wirbelgelenken, und ich
möchte mit den Erklärungen in diesem Buch an den Wurzeln
der Schmerzen ansetzen. Der Ursprung des rheumatischen Ge-
lenkschmerzes ist einfach zu verstehen; gleich am Anfang erkannt, sind diese Schmerzen sogar noch einfacher zu behandeln
als Rückenschmerzen.

Eine Notiz im Gesundheitsteil der *Washington Post* vom
31. Juli 1990 versetzte mir einen ausreichend emotionalen
Schreck, um das Buch neu zu strukturieren, das sich zu dieser
Zeit schon fast in den Händen des Druckers befand: Eine
47jährige Psychiaterin hatte seit längerem an schwerer rheumatischer Arthritis gelitten. Ihr waren die üblichen Medikamente
verschrieben worden, von denen sie schließlich abhängig

wurde. Die Kombination von Abhängigkeit und Schmerzen
führten zu einer völligen Berufsunfähigkeit. Sie hatte eine hirn-
geschädigte 17jährige Tochter, die an Asthma litt, und einen
Sohn, der in der Schule glänzte. Der Streß in dieser Fami-
lienkonstellation war so groß geworden, so berichtete die Zeitung, daß sogar die Haushälterin einen Herzinfarkt erlitt. Der
Ehemann der Psychiaterin, Arzt und prominenter Krebsfor-
scher, empfand diese Situation am Ende derart unerträglich,
daß er seiner Frau und den beiden Kindern das Leben nahm
und sich dann selbst tötete.

Für mich entspringt diese Tragödie – als ein sicherlich extre-
mer Fall unter vielen anderen – einer höchst absurden Ignoranz
und „Vogel-Strauß-Politik" derer, die in der Politik der Medizin das Sagen haben. Es existieren durchaus wissenschaftliche
Erkenntnisse, die ganz einfache Lösungen für schwere gesundheitliche Probleme anbieten, ganz besonders als vorbeugende
Maßnahmen, die keinerlei Schäden oder Nebenwirkungen mit
sich bringen.

Bevor Betroffene von den Behandlungsmethoden profitieren können, die die Wissenschaft der Physiologie bietet, müß-
ten einige medizinische Fachleute ihre bisherige Einstellung
ändern. Das Gleiche gilt für jene, die in der Regierung für die
„Verwaltung" medizinischer Fragen verantwortlich sind; diese
beiden Stellen vertreten sozusagen die kommerzielle Haltung
der Gesundheitsindustrie und ignorieren einfache und oftmals
kostengünstige Lösungen. Es geht darum, daß die Vertreter der
medizinischen Berufe alternative Ansätze unterstützen und
sich letzten Endes den Gesundheitsproblemen derer zuwen-
den, die krank sind.

Die Zelle

Werfen wir zunächst einen Blick auf den elementarsten lebens-
erzeugenden Baustein des Körpers: die Zelle. Die Zelle ist von
einer sehr dünnen äußeren „Haut", einer Membran, umgeben, die sie davor schützt, durch unregulierten Eintritt von
Wasser, Salz, Zucker, Fetten und anderen Stoffen, aus denen
die Serumlösung außerhalb der Zellwand zusammengesetzt ist,
überschwemmt zu werden. Da die Zelle konstant in einer
Serumlösung gebadet wird, reguliert sie ihren Zufluß und Ausstoß mit Hilfe sehr, sehr vieler kleiner Pumpelemente. Die
Flüssigkeit, die sich innerhalb der Zelle befindet, sollte neutral
sein, also weder zu sauer noch zu alkalisch. (Der entsprechende
Meßwert auf einer Skala zur Säurebestimmung beträgt 7,4. Man
spricht von pH-Werten. PH-Werte von 1 bis 7 gelten als sauer,
wobei 1 saurer als 7 ist. Die pH-Werte von 7 bis 14 auf der Skala
sind alkalisch, wobei 7 weniger alkalisch ist als 14. Der Wert 7
auf der pH-Skala ist neutral.)

Der neutrale pH-Wert wird auf sehr einfache Weise aufrechterhalten: Die Kationenpumpen pumpen ständig Wasserstoffionen aus der Zelle. Wasserstoffionen bilden die saure Substanz,
die von der Zelle nicht gebraucht wird. Der gesamte Körper –
Nervengewebe, Knochen, Knorpel, Bänder, Muskeln, Blut, Gehirn und alles, was Ihnen sonst einfällt – ist aus diesen kleinen
Zellen gebildet, und jede einzelne führt diese Regulierung von
Zufuhr und Ausstoß von Bestandteilen aus, um ihre Funktion
aufrechtzuerhalten. Man kann sich jede Zelle als eine Unterwas-
serstadt mit Kanalsystemen und Wasserstraßen vorstellen; die
Arterien und Venen wären dann die äußeren „Autobahnen".

Wasser und Leben

Die wichtigste lebensspendende Substanz im Körper ist Wasser. In den weichen Körpergeweben – in Muskeln, Leber, Nieren, Gedärmen – macht Wasser 75 Prozent des Zellvolumens aus. Eine gesunde Gehirnzelle sollte zu 85 Prozent aus Wasser bestehen. Die ersten Auswirkungen der Dehydration betreffen die Gehirnzellen. Sie reagieren sehr empfindlich auf Wasserverlust des Körpers, und ihre Funktionen werden schon durch winzige Veränderungen ihres Wassergehaltes beeinträchtigt. Die genannten Werte entsprechen ungefähr dem normalen, gesunden Zustand und der vollen Funktionsfähigkeit. Das Blut und die Flüssigkeiten außerhalb der Zellen bestehen zu ungefähr 94 Prozent aus Wasser.

Wasser hat das Bestreben, sich von Lösungen mit einer geringeren Konzentration zu stärker konzentrierten Lösungen zu bewegen; das geschieht auch, wenn diese Lösungen durch eine dünne Membran voneinander getrennt sind. Wenn außerhalb der Zelle eine 94prozentige und innerhalb der Zelle eine 75prozentige Wasserkonzentration besteht, hat das Wasser die Tendenz, durch die Zellmembran in die Zelle zu fließen. Diese Differenz von 19 Prozent verhält sich ähnlich wie der „Wasserkopf" beim Damm eines Wasserkraftwerks. Die Natur hat hier einen simplen Mechanismus eingerichtet, durch den jede Zelle mit genügend Wasser versorgt wird. Die Zelle nutzt den Konzentrationsunterschied von 19 Prozent, um in der Zelle so etwas wie Elektrizität zu erzeugen. Auf die gleiche Weise, wie der Wasserstand eines Stausees bei einem Wasserkraftwerk die Generatoren antreibt und so Energie erzeugt, treibt das Wasser am Zellrand die Kationenpumpen an und erzeugt so die elektrische Energie der Zelle.

Die Energie aus der Elektrizität, die von den Pumpelementen erzeugt wird, wird in kleinen Energiepools oder „Batterien" gespeichert, die als ATP (Adenosintriphosphat) bezeichnet werden. Aus diesem Energiepool bezieht die Zelle die Kraft, die sie zum Ausführen ihrer verschiedenen Funktionen, zum Beispiel den Informationstransfer in den Nerven, Zellwachstum, Zellteilung sowie die Erzeugung und Absonderung einiger Endprodukte, die die Zelle natürlicherweise hervorbringt, braucht. Die Nahrung, die wir zu uns nehmen, versorgt uns hauptsächlich mit Rohstoffen für den täglichen Bedarf und erzeugt einen Teil der Energie für nötige „Reparaturen". Allerdings wird nur ein geringerer Teil der Energie, die für die unzähligen funktionellen Aktivitäten notwendig ist, aus der festen Nahrung bezogen. Wenn wir genug und regelmäßig trinken, wird der allergrößte Teil der Energie, die der Körper braucht, auf normale und natürliche Weise aus der hydroelektrischen Energie auf der Wirkungsebene der einzelnen Zellen bezogen.

Da jeglicher Austausch zwischen den Nerven zu einem sehr großen Teil von der hydroelektrischen Energie des Wassers abhängt, kann ungenügende Wasserzufuhr zu einem chronischen Müdigkeitszustand des Körpers führen.

Säuregrad und Zelle

Wenn aus irgendeinem Grund die Pumpaggregate einer bestimmten Körperregion nicht richtig funktionieren und dadurch zulassen, daß der Säuregehalt lokal steigt, so werden, nachdem ein bestimmter Säuregrad erreicht ist, chemische Reaktionen zwei Stoffe in Substanzen umwandeln, die als Kinine bezeichnet werden. Diese Kinine und ihre untergeordneten Produkte (K-Wirkstoffe) wirken schmerzerzeugend; sie zeigen an, daß der Säuregehalt in der Region erhöht ist und daß der Wasserüberschuß, der die säureregulierenden Pumpaggregate antreibt, nicht ausreicht.

Die Kinine haben zwei natürliche Funktionen: Eine besteht darin, Schmerz zu erzeugen und so die Region, in der Wassermangel herrscht, bewegungsunfähig zu machen, sobald die Zellen in dieser Region nicht alle wasserabhängigen Tätigkeiten ausführen können. Die andere, ebenso wichtige Funktion besteht darin, ein Anschubsystem aufzubauen, durch das der Blutkreislauf die Region mit mehr Blut und den nötigen Stoffen versorgt.

Wir sollten nicht vergessen, daß Wassermangel der Zellen gleichbedeutend mit einer Schädigung der Zellen ist, vor allem, wenn die Stufe erreicht wird, in der dieser Wassermangel Schmerzen erzeugt. Wir sollten dabei aber eines bedenken: Ausreichende Wasserzufuhr kann die schmerzerzeugende Stufe lokaler oder allgemeiner Dehydration zwar verhindern; wenn aber schon eine Schädigung der Zellen eingetreten ist, kann die hastige, vermehrte Wasseraufnahme in den meisten Fällen (und besonders bei Schmerzen in den Knochen und Gelenken) die Situation nicht sofort verbessern. Die lokale Schädigung wird auf eine Weise repariert, die Zeit braucht.

Das im Körper enthaltene Wasser befindet sich in zwei Zuständen: als freies Wasser und als gebundenes Wasser. Das gebundene Wasser hat die Aufgabe, bestehende Funktionen aufrechtzuerhalten. Es steht für neue Aufgaben nicht zur Verfügung. Freies Wasser steht, wie der Name schon andeutet, für die Ausführung sonstiger physiologischer Funktionen zur Verfügung – ganz ähnlich, wie in einem Betrieb der Cash-flow aktiv eingesetzt werden kann. Das gebundene Wasser wäre in diesem Sinne eine feste Wertanlage, ein Guthaben, das nicht einfach ausgegeben werden kann.

Sie müssen etwas tun, damit der Cash-flow des Körpers aufgestockt werden kann. Sie müssen Wasser trinken. Warten Sie nicht, bis Sie Schmerzen empfinden. Trinken Sie regelmäßig Wasser, auch wenn Sie nicht durstig sind. Hängen Sie nicht an der Vorstellung, daß ein trockener Mund das einzige Anzeichen für Durst ist. Chronischer Schmerz ist oft auch ein Anzeichen für den Durst einer bestimmten Region, zum Beispiel bei Polyarthritis der Hand-, Knie- und anderer Gelenke. Einige dieser Punkte werden später besprochen werden.

Mit zunehmendem Alter verlieren wir unser Durstempfinden. Wir können Durst auf ein Glas Wasser haben, wenn unser Körper tatsächlich zwei, drei oder noch mehr Gläser voll Wasser braucht, um den Wasserbestand „aufzustocken". Bereits ein paar Tropfen Wasser können entscheidend für eine wichtige Körperfunktion sein.

Die tägliche Arbeit des Körpers ist von einem Umsatz abhängig, der ungefähr 40 000 Gläsern Wasser entspricht. Der Körper recycelt diese Wassermenge in 24 Stunden, aber am Ende benötigt er nur eine Zufuhr von ungefähr sechs Gläsern Wasser in 24 Stunden. Schwarztee und Kaffee, aber auch alkoholische und gesüßte Getränke sind nicht als Wasser zu bewerten; sie wirken austrocknend und treiben das Wasser aus dem Körper heraus. Im Sommer, in feuchten Jahreszeiten und bei dauernder sportlicher Betätigung benötigt der Körper noch mehr Wasser für sein Kühlsystem (das Schwitzen) – manchmal bis zu zehn oder fünfzehn Gläsern Wasser täglich oder sogar noch mehr.

Wenn Sie diese Menge Wasser trinken, sollten Sie sich nicht salzfrei ernähren. Andernfalls werden Sie Krämpfe bekommen; Salz wird benötigt, um Säure aus den Zellen und damit aus dem Körper auszustoßen. Eine erhöhte Wasseraufnahme bedeutet auch einen größeren Salzverlust des Körpers. Wasser selbst ist das beste natürliche Diuretikum (harntreibendes Mittel). Die Vermehrung der täglichen Urinmenge bedeutet einen entsprechenden Anstieg des Salzverlustes für den Körper, was wiederum Komplikationen mit sich bringen kann, so daß Sie eine angemessene Menge Salz zu sich nehmen sollten.

Kapitel 2

Kreuzschmerzen

Kreuzschmerzen sind ein generelles Problem der Menschen, vor allem der in den sogenannten modernen Gesellschaften lebenden Menschen. In Frankreich werden sie als „Leiden des Jahrhunderts" bezeichnet. In Amerika leben weit über 40 Millionen Menschen mit Kreuzschmerzen, und ein großer Teil von ihnen ist als Ergebnis starker Rückenschmerzen zeitweilig ans Bett gefesselt. Rückenschmerzen kosten dort die Gesundheitskassen rund 80 Milliarden US-Dollar, für die indirekt die Betroffenen selbst aufkommen müssen. Allein in Amerika werden jährlich weit über 200 000 schwere Fälle operiert – oft zum zweiten, dritten oder sogar zum vierten Mal.

Vielleicht leiden auch Sie unter Kreuzschmerzen oder möchten vorbeugende Schritte unternehmen. In jedem Fall bietet dieses lehrreiche Buch das entsprechende Know-how und stellt ein wirksames Übungsprogramm zu Verfügung – mit ihm können Sie chronische Schmerzen lindern oder sie ganz verhindern.

Die Informationen sowie die wissenschaftlich konzipierte Übungsreihe vermitteln einen natürlichen und einfachen Umgang mit diesem Problem. Die Anwendung der dargestellten Methoden könnte verhindern, daß beginnende Kreuzschmerzen sich zu weiter fortgeschrittenen Stadien der Bandscheibendegeneration fortentwickeln, bis der Punkt erreicht ist, an dem drastische Eingriffe oder Operationen nötig sind.

Der Ansatz zum Verständnis der Umstände, die mit Kreuzschmerzen in Zusammenhang stehen und die in diesem Selbsthilfehandbuch erklärt werden, gelten auch für alle, die unter Ischiasschmerzen leiden.

Einfache chronische Kreuzschmerzen und auch rheumatische Schmerzen der Hände oder Knie sind Zeichen des Körpers, die man ernst nehmen sollte. Normalerweise signalisieren Schmerzen, daß die Aktivitäten der betroffenen Region eingeschränkt werden sollten. Wenn Schmerzen im Kreuz wiederholt und kontinuierlich auftauchen (man spricht dann von chronischem Schmerz), ist dies in den allermeisten Fällen ein Hinweis darauf, daß der „Scharnier"-Teil, der das Gewicht des Oberkörpers (Kopf, Hals, Brustkorb, Bauch und innere Organe) mit dem Becken verbindet und auf die Beine überträgt, diesen Druck nicht aushalten kann.

Der Schmerz ist entweder ein Hinweis darauf, daß die Gewichtslast des Oberkörpers auf die gewichtstragende Lumbalregion (die Lendenwirbel) eingeschränkt und verringert werden sollte, oder darauf, daß die Transferpunkte zwischen Oberkörpergewicht und Becken sowie die Beine gekräftigt werden sollten. Das Kreuz ist die Körperregion, in der das Gewicht zwischen dem Rückgrat, welches den Oberkörper stützt, und dem Becken, mit dem das Rückgrat verbunden ist, verteilt wird.

Bevor wir zu der Beziehung zwischen Kreuz- und Ischiasschmerz kommen, sollten wir uns die Bedeutung und die Entstehung von Schmerzen bewußt machen. Wenn Sie lernen, die Mechanismen der Schmerzproduktion zu verstehen, werden Sie in der Lage sein, diese Informationen wie einen Masterschlüssel, der in viele Schlösser paßt, auf viele verschiedene Arten chronischen Schmerzes anzuwenden. Das gilt auch für rheumatische Gelenkschmerzen, die vor allem ältere Menschen terrorisieren. Der Schmerzindikator ist von Bedeutung sowohl zwischen den gewichtstragenden Gelenken des Rückgrats als auch bei der Aktivität von zum Beispiel den Fingergelenken, die greifen, sich bewegen und Gewichte tragen (Einkaufstaschen oder einen Stuhl, der von einer Position in eine andere gerückt wird) und dabei belastet werden. Dabei tragen die Gelenkoberflächen die Wucht und den Druck dieser Aktivität. Die Aufgabe der Muskeln hingegen ist es, sich zusammenzuziehen und sich wieder zu entspannen, damit diese Arbeit geleistet werden kann.

Gehirn und Wirbelsäule

Es ist wohl allgemein bekannt, daß das Nervensystem aus Gehirn und Rückenmark besteht. Das Gehirn ist im Schädel eingeschlossen, das Rückenmark ist der Länge nach im Rückgrat eingebettet und zieht sich hinunter bis zum Kreuzbein, dem rückwärtigen Beckenknochen.

Die Wirbelsäule besteht aus 24 Wirbeln. In der Halsregion befinden sich sieben kleine, sehr empfindliche Wirbel; der Brustkorb oder Thorax umfaßt zwölf Wirbel, die von oben nach unten allmählich dicker und größer werden. In der Kreuz- oder Lendengegend schließlich befinden sich fünf noch dickere und größere Wirbel. Das Sakrum (Kreuzbein) – unterhalb der Lendenregion – ist der größte Wirbel; es besteht aus einigen miteinander verschmolzenen unteren Wirbeln. Beachten Sie in der folgenden Abbildung auch die Krümmungen des Rückgrats, die es ihm ermöglichen, sich ähnlich wie eine Sprungfeder (eine Reihe von Bandscheiben-„Federn" unter einer spezifischen konstanten Spannung) zu verhalten (siehe Abbildung 1).

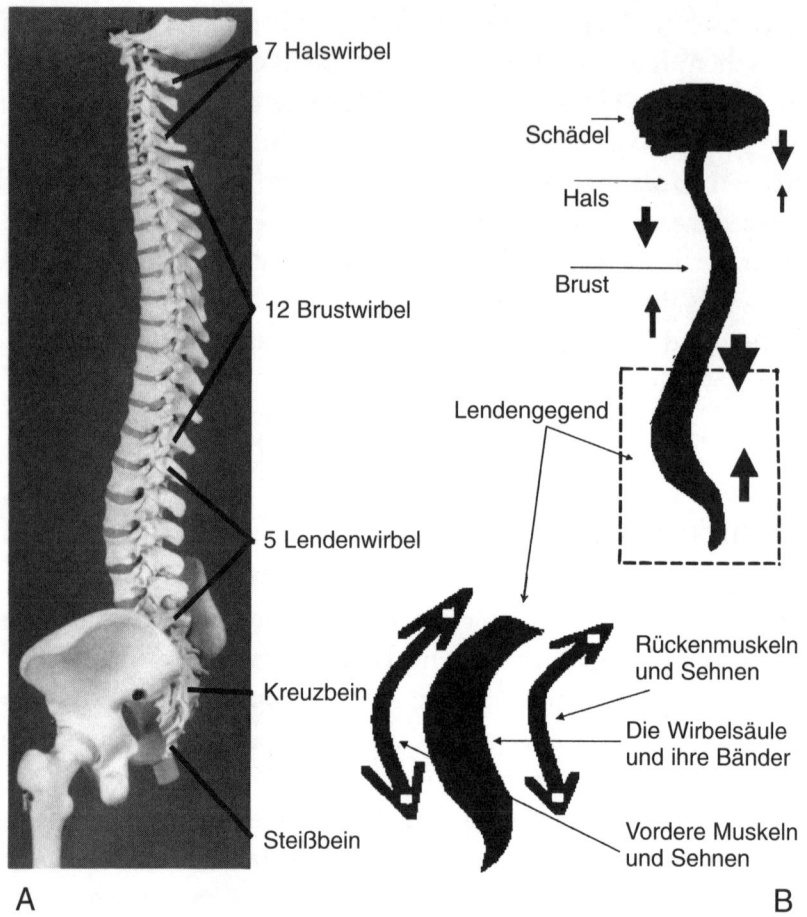

Abbildung 1:
A zeigt ein anatomisches Modell der Wirbel, die vom Hals abwärts in ihrer Größe va-
riieren, die natürliche Krümmung des Rückgrats sowie die Lage der Bandscheiben.
B zeigt, wie durch die natürlichen Krümmungen der gesamten Wirbelsäule eine Be-
schaffenheit entsteht, die die Gewichtskraft sowie die reaktive Kraft verteilt und die
einer Sprungfeder gleicht.

Wie Sie sehen können, hat jeder Wirbel einen Körper, zwei seitliche Verlängerungen (Querfortsätze) sowie eine Verlängerung
nach hinten, die als Dornfortsatz bezeichnet wird. Zwischen

dem Wirbelkörper und dem Dornfortsatz jedes Wirbels gibt es einen Hohlraum. Die Knochenstrukturen der angrenzenden Wirbel, die die Hohlräume umgeben, sind von oben und unten durch Bänder verbunden. Die Hohlräume bilden ein langes Kanalsystem, das in Längsrichtung von Schädel und Hals zum Kreuzbein durch die gesamte Wirbelsäule verläuft. In diesem Kanal ist das Rückenmark gebettet, von dem Nerven austreten und zu Muskeln und Haut führen (siehe Abbildung 2). Die Nerven geben uns einerseits die Fähigkeit, Berührungen sowie Empfindungen wie Hitze und Schmerz wahrzunehmen; andererseits senden sie Impulse an die Muskulatur, die Spannung und Entspannung (und damit Bewegung) bewirken.

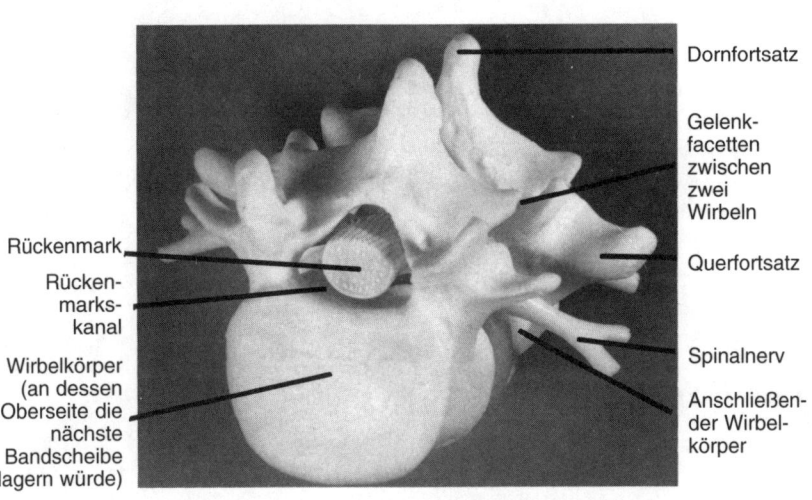

Abbildung 2: Vorder- und Seitenansicht eines Modells zweier übereinander liegender Wirbel, das die Lage des Rückenmarks im Spinalkanal zeigt. Außerdem sieht man, wie der Rückenmarknerv aus dem Foramen (Zwischenwirbelöffnung für den Durchtritt der Spinalnerven) austritt sowie die Position eines der Zwischenwirbelgelenke zwischen den beiden Wirbeln.

Die verschiedenen Teile der Knochenstrukturen der einzelnen Wirbel sind mit ihren oberhalb und unterhalb gelegenen Gegenstücken durch Bänder verbunden (siehe Abbildungen 3 und 4).

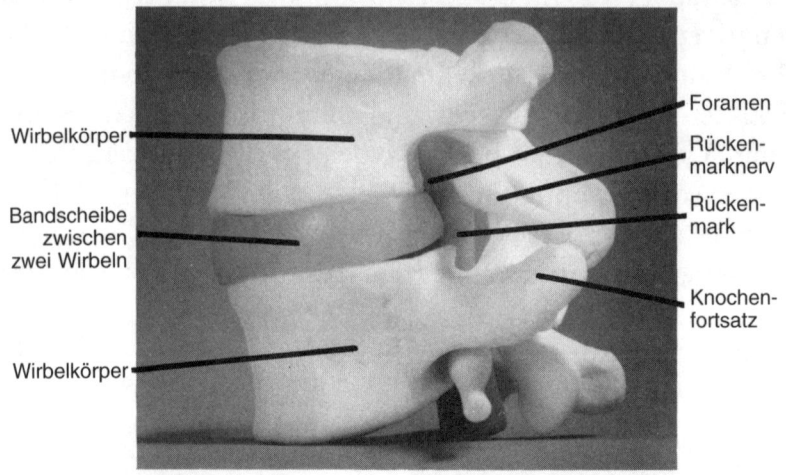

Abbildung 3: Modell von zwei Wirbeln, das die Lage der Bandscheibe, des Rückenmarks, des Rückenmarknervs und des Foramens (der Stelle, an der der Rückenmarknerv den Spinalkanal verläßt) zeigt.

Die Bandscheibe

Eingesetzt zwischen den 24 Wirbeln befinden sich 23 weiche, gelenkpolsternde Bandscheiben. Diese Bandscheiben sind die Abstandhalter und Stoßdämpfer der Wirbelsäule; außerdem bilden sie die „Kugellager", die es einem Wirbel erlauben, seine Lagerung im Verhältnis zu den oberhalb und unterhalb gelegenen Wirbeln zu regulieren (siehe Abbildung 1, Seite 32).

Ein grundlegendes physikalisches Gesetz besagt, daß es für jede Aktion eine gleichwertige Gegenreaktion gibt. Dieses Ge-

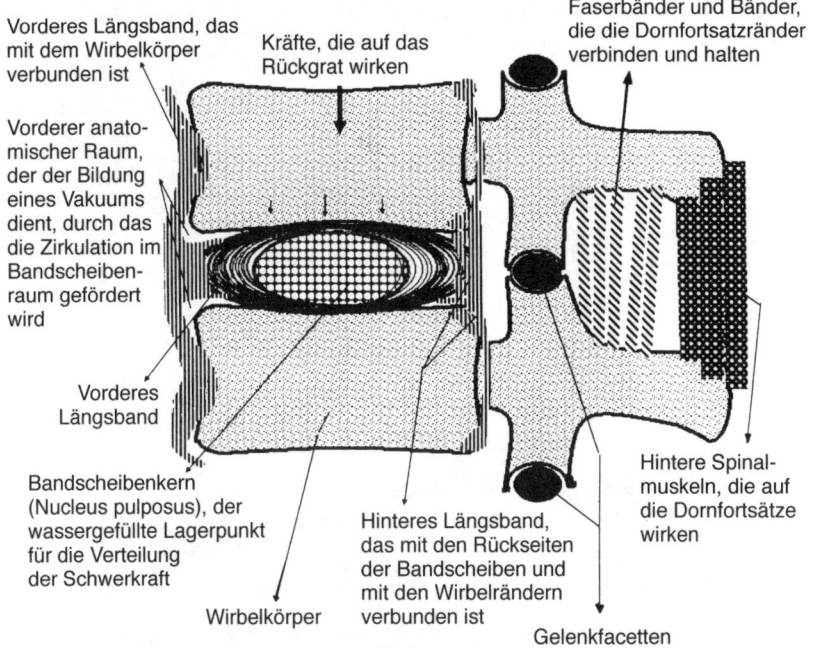

Vorderes Längsband, das mit dem Wirbelkörper verbunden ist

Kräfte, die auf das Rückgrat wirken

Faserbänder und Bänder, die die Dornfortsatzränder verbinden und halten

Vorderer anatomischer Raum, der der Bildung eines Vakuums dient, durch das die Zirkulation im Bandscheibenraum gefördert wird

Vorderes Längsband

Bandscheibenkern (Nucleus pulposus), der wassergefüllte Lagerpunkt für die Verteilung der Schwerkraft

Hinteres Längsband, das mit den Rückseiten der Bandscheiben und mit den Wirbelrändern verbunden ist

Wirbelkörper

Hintere Spinalmuskeln, die auf die Dornfortsätze wirken

Gelenkfacetten

Abbildung 4: Die beiden Wirbel halten die Bandscheibe in ihrer Position; sie wirken wie zwei Backen eines Schraubstockes. Der gesunde Wassergehalt des Bandscheibenkerns verhindert, daß der „Schraubstock" sich schließt. Der Prozeß einer Bandscheibendegeneration beginnt, sobald sich der normale Wassergehalt des Bandscheibenkerns vermindert.

setz gilt auch für den menschlichen Körper. Jedes Mal, wenn Sie Ihr Körpergewicht durch Stehen, Gehen oder Laufen auf dem Boden bewegen, müssen Ihre Füße es mit einer ähnlichen Kraft aufnehmen, die vom Boden auf sie übertragen wird. Jeder Fuß hebt einen Teil dieser Kraft auf, ein weiterer Teil zieht sich jedoch am Bein entlang aufwärts und erreicht das Becken, wo durch seine runde Beschaffenheit ein weiterer Teil der Kraft aufgehoben wird. Es bleibt noch ein Restdruck übrig, und dieser erreicht das Rückgrat. Hier kommen nun die Bandscheiben ins Spiel: Ihre Aufgabe ist es, jeden Stoß so abzudämpfen, daß

er sich nicht bis zum Gehirn fortsetzen und dort Schaden anrichten kann (siehe Abbildungen 5, 6a und 6b).

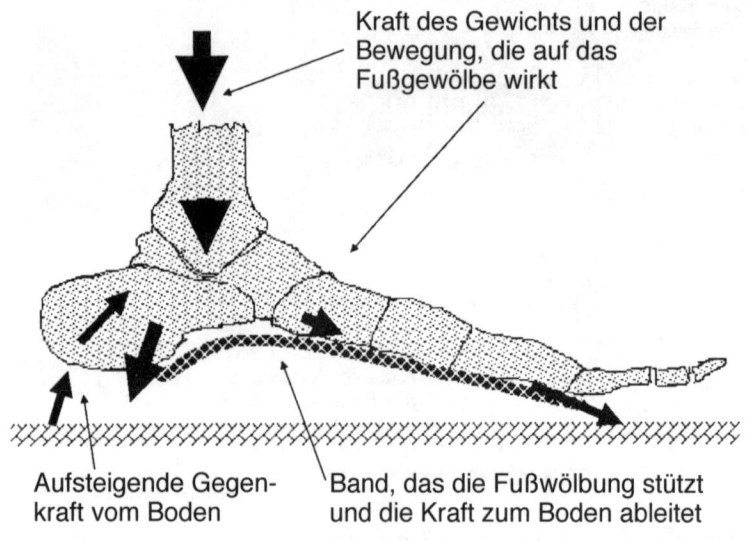

Kraft des Gewichts und der
Bewegung, die auf das
Fußgewölbe wirkt

Aufsteigende Gegen-   Band, das die Fußwölbung stützt
kraft vom Boden   und die Kraft zum Boden ableitet

Abbildung 5: Dargestellt sind die Kräfte, die auf den Fuß wirken.

Wie kann eine einfache Bandscheibe so viel Arbeit verrichten?
Die Bandscheibe hat die Fähigkeit, Wasser aufzunehmen, und
das ermöglicht ihr gleichzeitig, ihre Funktionen auszuführen.
Indem die Bandscheibe Wasser aufnimmt, wird sie prall und
drückt derart auf das Wirbelgelenk, daß sie wie ein Keil zwischen den Wirbeln wirkt. Die vorderen und hinteren Rückenmuskeln machen aus der Wirbelsäule eine stabile anatomische
Einheit, die ihre normalen Krümmungen aufrechterhält und
der Wirbelsäule ermöglicht, als Sprungfeder zu wirken. Das
Zentrum der Körperschwerkraft verhält sich so, daß es vom
Körper aus gesehen vorwärts strebt (das ist auch der Grund,
warum das Wachstum der Füße nach vorn ausgerichtet ist). Die

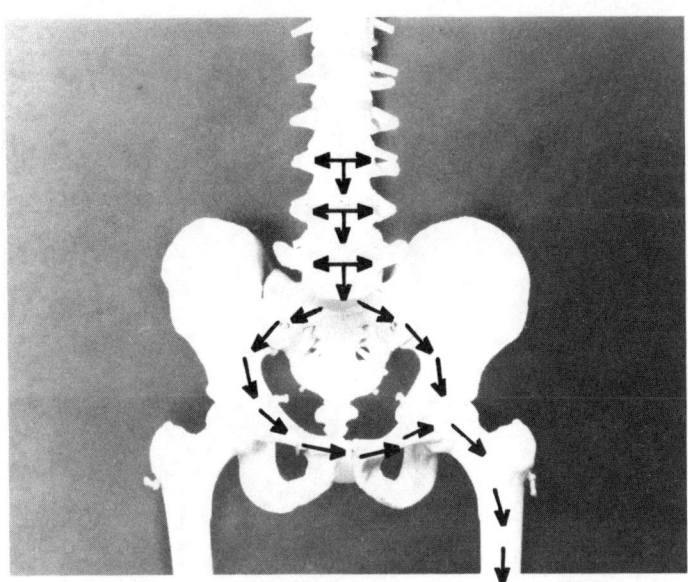

Abbildung 6a: Ein Modell des Beckens und der Lendenwirbel skizziert, wie der Druck des Gewichts beim Gehvorgang auf den Boden übertragen wird. Diese Drucklinien wechseln von einem Schritt zum nächsten von einem Bein auf das andere.

Rückenmuskeln ziehen unablässig an der Wirbelsäule, damit die aufrechte Haltung erhalten bleibt. Wenn die Bandscheiben vollständig mit Wasser versorgt und somit fest sind, bilden sie – besonders in der Lendengegend – wirkungsvolle Puffer, die die Rückenmuskulatur entlasten.

Ein kleiner Hinweis: Über 80 Prozent aller Rückenschmerzen werden durch Muskelkrämpfe verursacht.

Wenn die Bandscheiben nicht vollständig mit Wasser versorgt sind und ihre Keilwirkung nur gering ist, wird es immer mehr zur Aufgabe der Rückenmuskulatur, den Körper aufrecht zu halten. Wasser ist nötig, um die (säureregulierenden) Kationenpumpen aktiv zu halten. Wenn aber alles zur Verfügung stehende Wasser zur Erweiterung der Bandscheibe

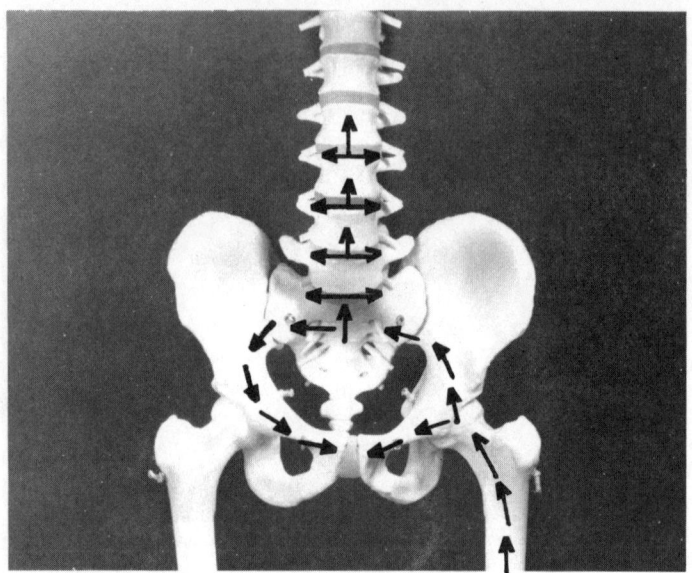

Abbildung 6 b: Dargestellt sind die aufwärts verlaufenden Bahnen des Gegendruk-kes.

gebraucht wird, kann es soweit kommen, daß an der betroffenen Stelle Schmerz empfunden wird. Dieser Schmerz signalisiert Wassermangel in einer bestimmten Region, der sowohl die
Rückenmuskulatur als auch die Bandscheiben zwischen den
Wirbeln betrifft. Letztere werden durch den Druck des Ober-
körpergewichts zusammengequetscht.

Während der frühen Phase der schmerzauslösenden Muskelkrämpfe kann eine Behandlung mit Schmerzmitteln, mit
Übungen und durch „Zurechtrücken" den Schmerz vorüberge-
hend reduzieren oder sogar beseitigen. Wenn man die Rück-
kehr des Problems verhindern will, ist ein grundlegendes Verständnis über das Entstehen des Schmerzes notwendig. Man
sollte bedenken, daß die Dehydration, die den Rückenschmerz
als Signal auslöste, auch an anderen, nicht schmerzempfinden-
den Stellen Schaden anrichten kann: hierzu gehören die Nieren,

die Leber oder die Gehirnzellen (die selbst auf einen winzigen Grad von Wassermangel sensibel reagieren).

Wenn eine Frau im frühen Stadium ihrer Schwangerschaft an chronischen Gelenkschmerzen leidet, Kreuzschmerzen oder Schmerzen in den Fingergelenken entwickelt, bevor sie das Stadium der gewichtsbedingten körperlichen Belastung erreicht, sollte sie diese Schmerzen als Zeichen der eigenen Entwässerung verstehen, die auch ernsthafte Auswirkungen auf ihr Kind haben kann.

Nachts, während Sie schlafen, nimmt die Bandscheibe aus ihrer direkten Körperumgebung Wasser auf – sie verfügt nicht über eigene Blutgefäße. In der Umgebung muß also genügend freies Wasser vorhanden sein, damit sich die Bandscheibe wieder mit Wasser versorgen kann. Tagsüber, wenn Sie aufrecht stehen und sich bewegen, zwingt die Kraft Ihres Gewichtes (diese Kraft ist höher als das Gewicht, das Ihnen die Waage anzeigt) bei jeder Bewegung das Wasser aus den Bandscheiben heraus und in die darunter und darüber liegenden Wirbel hinein. Diese Freisetzung von Wasser kann dazu führen, daß Sie innerhalb von zwölf Stunden etwa um anderthalb bis zwei Zentimeter schrumpfen. Bettruhe – während der Behandlung von Bandscheibenproblemen empfohlen – verhindert dieses Schrumpfen und ermöglicht, daß die Bandscheibe wieder vollständig und ausreichend mit Wasser versorgt wird (rehydriert).

Für die Gelenkfacetten des Rückens muß gewährleistet sein, daß sie selbst kein Gewicht tragen – nur dann können sie ihre regulierende Funktion bei Bewegung ausführen. Eine gut mit Wasser versorgte Bandscheibe tut dies, indem sie das Gelenk wirkungsvoll festhält; eine geschwächte Bandscheibe dagegen bewirkt, daß die Gelenke irgendwann Gewicht zu tragen haben – was auf lange Sicht zu Arthritis führen kann (siehe Abbildung 7).

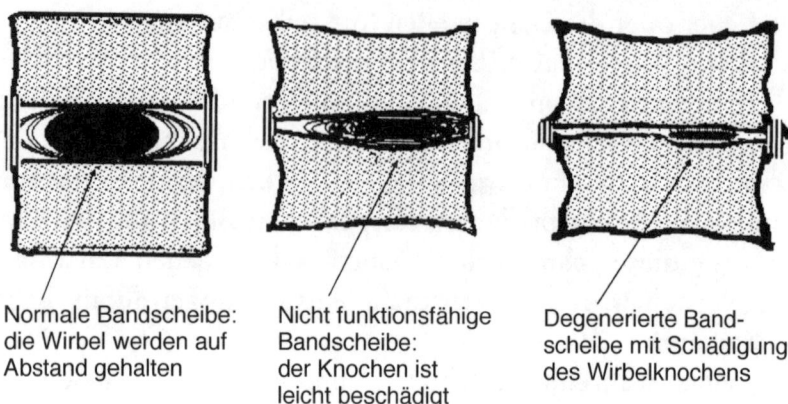

Normale Bandscheibe: Nicht funktionsfähige   Degenerierte Band-
die Wirbel werden auf   Bandscheibe: scheibe mit Schädigung
Abstand gehalten   der Knochen ist   des Wirbelknochens
                               leicht beschädigt

Abbildung 7: Darstellung der möglichen Stadien einer fortschreitenden Bandschei-
bendegeneration der Wirbelgelenke. Betroffen sind hauptsächlich die Lendenwirbel
und die Wirbel in der Kreuzgegend.

Ein weiterer wichtiger Effekt einer ausreichend mit Wasser versorgten und dadurch prallen Bandscheibe ist, daß das Foramen
intervertebrale (die seitliche Öffnung oben und unten zwischen
zwei Wirbeln, durch die die Spinalnerven durchtreten) so groß
ist, daß der Nerv ohne Quetschung hindurchgelangen kann.

Die Bandscheibe besteht aus äußerem Fasermaterial und einer inneren weichen, gallertartigen Substanz. Zwischen diesem
Gallertkern der Bandscheibe und der Knochenplatte des Wirbels liegt eine Knorpelschicht. Eine solche Knorpelschicht
überzieht jeweils die ungeschützten Oberflächen der Knochen,
die miteinander in Berührung kommen, vor allem an den
Gelenkoberflächen der Wirbel, Hände, Arme und Beine. Die
besondere Eigenschaft des Knorpels besteht darin, daß er den
Gelenken die Gleitfähigkeit während der Bewegung ermöglicht. Knorpel speichern große Mengen an Wasser, und dies ver-
leiht ihnen eine spezielle Gleitfähigkeit.

Eigenschaft und Funktion der gallertartigen Substanz in der

Bandscheibe ist es, das in ihr enthaltene Wasser zu absorbieren oder freizusetzen. Der „Faserteil" sorgt für eine feste Verbindung der Bandscheibe mit den Knochenrändern, die sich an den Seiten und Rückseiten der Wirbel befinden. Diese senkrechten Bänder aus elastischem Gewebe funktionieren wie Sprungfedern, wenn der vollständig mit Wasser versorgte und ausgedehnte Bandscheibenkern gegen sie drückt. An der Vorderseite verschmilzt die Faserkapsel mit dem Knochenkörper des Wirbels, und zwar nicht am Wirbelrand, sondern an der Vorderseite über dem Rand. Potentiell entsteht so ein anatomischer Zwischenraum zwischen dem Vorderrand des Wirbels und der Faserkapsel der Bandscheibe, die sich mit dem Band verbindet, das sich der gesamten Länge nach an der Wirbelsäule entlang zieht (vorderes Längsband; siehe Abbildung 4, Seite 35).

Tiere laufen, indem sie ihr Rückgrat zusammenziehen und dann wieder strecken – ihre Wirbel müssen nicht so viel Gewicht stützen wie die des Menschen. Beim Menschen ist aus diesem Zusammenziehen und Strecken das Gehen geworden.

Beim Gehen liegt das Körpergewicht auf dem Bein, das hinten steht, während das andere Bein nach vorn bewegt wird. Wenn das vordere Bein den Boden berührt, wird das Körpergewicht auf dieses Bein verlagert, bis es sich wieder nach vorn bewegt. Genau das gleiche tun wir, wenn wir rennen, nur daß unser ganzes Gewicht schon vorwärts geschleudert wird, bevor das vordere Bein überhaupt den Boden berührt hat. Das ist auch der Grund, warum sich unser Körpergewicht erhöht, wenn wir rennen – gleichzeitig wirkt jetzt noch die Beschleunigung der Schwerkraft.

Der potentielle anatomische Zwischenraum

Der potentielle anatomische Zwischenraum gibt dem Wirbel die Freiheit, sich an der Vorderseite zu öffnen oder zu schließen, wodurch eine harmonische Bewegung beim Gehen möglich wird; wäre der vordere Rand nämlich komplett mit dem nächsten Wirbel verbunden, wäre die Bewegung des Rückgrats so holprig und steif, daß unser Gang sehr ungelenk aussähe.

Die Lücke am Vorderrand erfüllt noch eine weitere Aufgabe: Da die Bandscheibe außer an ihren Rändern nicht mit den Gelenkkörpern verbunden ist, erlaubt das Vorhandensein dieses Zwischenraums die Bildung eines partiellen Vakuums. Dieses Vakuum hat verschiedene Eigenschaften: Durch Öffnen und Schließen der Lücke saugt das so geschaffene Vakuum Wasser in den Raum, den die Bandscheibe einnimmt. So wird jenes Wasser zurückgeholt, das verlorengeht, wenn Druck auf dem Bandscheibenkern lastet. Das Vakuum unterstützt auch die Kraft, mit der die Bestandteile des Gelenks zusammengehalten werden, und macht das Gelenk zu einer flexiblen, aber festen Konstruktion. Wegen dieser Dynamik vergleichen wir die Wirbelsäule auch gern mit einer Sprungfeder (siehe Abbildungen 1 und 8, Seiten 32 und 43). Eine mögliche Ursache des Wasserverlustes in der Bandscheibe ist zu langes Stehen oder zu langes Sitzen in einer schlechten Haltung oder auch das „Hängen" auf dem Stuhl.

Noch ungesünder ist es, wenn der hintere Winkel des Wirbels geöffnet wird, so daß es zu einem direkten rückwärtigen Druck auf die Bandscheibe kommt. Auf lange Sicht kann dieser rückwärtige Druck die Bandscheibe verlagern und Nerv oder Rückenmark beeinflussen.

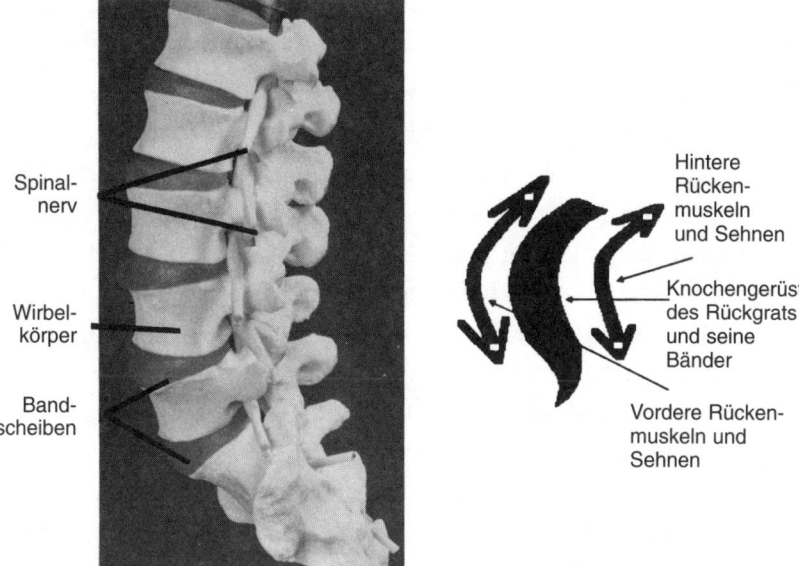

Abbildung 8: Die Anatomie des Rückgrats ist so beschaffen, daß die ganze Struktur als Einheit funktioniert, obwohl sie sich aus vielen verschiedenen Einzelkomponenten zusammensetzt.

Das natürliche Vakuum im Bandscheibenzwischenraum

Die beschriebene Kraft des Vakuums kann auch die Ursache von Bandscheibenproblemen sein. Wenn die Bandscheibe in gesunder Weise mit Wasser versorgt ist, befinden sich die sie umgebenden Bänder in senkrechter Position. So kann der Druck aufgefangen werden, der der gesamten Länge nach an den Bändern entsteht.

Wenn diese Bänder nicht völlig korrekt senkrecht gelagert und die Seiten entsprechend geschwächt sind, kann die Kraft des Vakuums dazu führen, daß sich Risse in den Bändern bilden, zum Beispiel wenn beim Heben von Gewichten übermäßiger

Druck ein weiteres Öffnen der rückwärtigen Verbindungen der Bandscheibe mit den Wirbeln bewirkt. Besonders anfällig für dieses Phänomen ist die Bandscheibe des fünften Lendenwirbels. Wenn man dies weiß, wird auch deutlich, wie wichtig sanfte Aufwärmübungen vor jeder Art sportlicher Betätigung sind, bei denen die Bewegung auch das Rückgrat einbezieht.

Es kann nicht genug betont werden, wie wichtig eine regelmäßige Wasseraufnahme für diejenigen ist, die eine Anfälligkeit für Kreuzschmerzen zeigen. Genauso wichtig ist es, vor sportlicher Betätigung Wasser zu trinken. Sie brauchen generell etwa anderthalb bis zwei Liter am Tag, auch wenn Sie keinen Durst empfinden.

Natürlich werden Ihre Bandscheiben leistungsfähiger, wenn Sie angemessen viel Wasser trinken. Wie aber können Sie das Wissen über die Anatomie und die Gesetze der Physik anwenden und bei Bedarf dafür sorgen, daß eine verlagerte Bandscheibe wieder in die richtige Position gelangt? Es ist ganz einfach. Manche Betroffenen spüren eine große Erleichterung, wenn der Druck auf den Ischiasnerv verschwindet – und das oft schon, nachdem sie zum ersten Mal eine halbe Stunde lang die speziellen Übungen mit Kissen durchgeführt haben. Diese Übungen werden im nächsten Kapitel gezeigt und erklärt.

Zunächst sollten Sie selbst erkennen können, ob aus Ihren Kreuzschmerzen Ischiasschmerzen geworden sind. Auch dazu lesen Sie im folgenden Kapitel.

Kapitel 3

Kreuz- und Ischiasschmerz

Wenn Sie schon seit einiger Zeit unter Kreuzschmerzen (also Schmerzen im unteren Rücken) leiden und sich der Schmerz jetzt in ein Bein oder sogar in beide Beine zieht, dann haben Sie ein recht sicheres Zeichen dafür, daß dieser Schmerz vom Ischiasnerv ausgeht. Der Schmerz entsteht, wenn der Ischiasnerv dem Druck einer Bandscheibe ausgesetzt ist, die sich, nachdem der rückwärtige Winkel des Wirbels zu lange geöffnet war, verlagert hat. Der Druck kann aber auch von starken Knochenproblemen herrühren. Ist die Bandscheibe die Ursache, können in den meisten Fällen die weiter unten dargestellten zwei Varianten von Übungen helfen – sofern der Schaden nicht durch zu lange Nichtberücksichtigung oder durch eine Operation chronisch geworden ist.

Eine der Diagnosemethoden der Fachleute ist das sogenannte Lasègue-Zeichen, bei dem im Erkrankungsfall durch Anheben des gestreckten Beins des liegenden Patienten ein Schmerz in Gesäß und Oberschenkel der erkrankten Seite ausgelöst wird. Eine einfachere Methode, die häufig angewandt wird, eignet sich auch zur Selbstanwendung: Prüfen Sie, ob leichter Fingerdruck zwischen den hinteren Knochenvorsprüngen des Rückgrats oder seitlich von ihnen lokalen Schmerz verursacht. Dieses ist ein gutes Indiz dafür, daß die weichen Gewebe der Bandscheibe einen Druck auf Nerv oder Rückenmark entwickelt haben, der durch das Drücken auf das Gewebe oberhalb der betroffenen Stelle noch verschlimmert wird. Dieses Indiz gibt auch einen sicheren Aufschluß über die Stelle und den Grad der Verschiebung. Diese Diagnose ist auch hilfreich bei der Rückführung einer verlagerten Bandscheibe in ihre normale Position (siehe Abbildung 9).

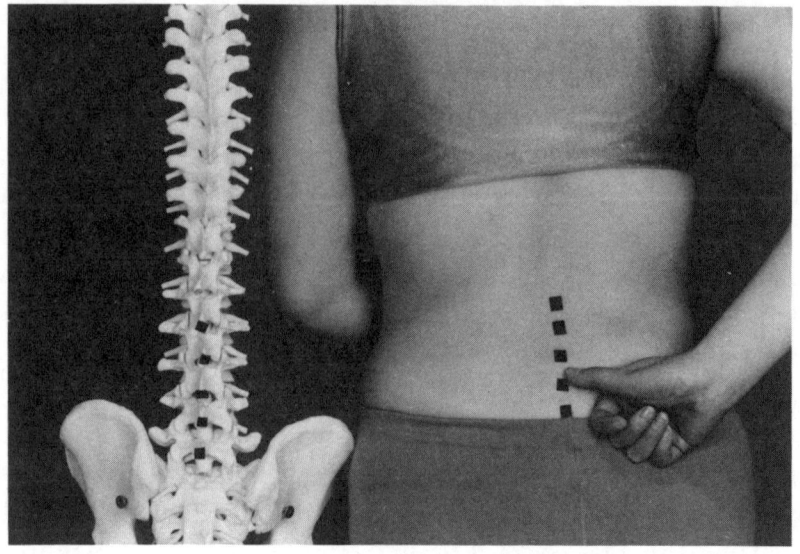

Abbildung 9: So ertasten und lokalisieren Sie die Bandscheibenhöhe durch die Intensität des Schmerzes in Ihrer Rückgratregion.

Wenn bei einer Bandscheibenverlagerung die richtige Haltung für die Schmerzminderung eingenommen ist, wird der Schmerz durch den Fingerdruck in den meisten Fällen langsam nachlassen, bis er schließlich vollständig verschwindet. Hat sich der Schmerz bis ins Bein fortgesetzt, so wird auch dieser Schmerz nach und nach aufwärts in den Rücken wandern, bis er schließlich verschwindet.

Die unten beschriebenen Übungen empfehlen sich aus zwei Gründen: Die eine Methode (die, bei der Kissen benutzt werden; siehe unten *Korrigierende Übungen*) soll helfen, die Bandscheibe wieder an ihren richtigen Platz zu bringen (nur bei lokalem Schmerz anwenden!); die anderen Übungen sollen die Rückenmuskeln stärken und die lokale Blutzirkulation fördern, um Bänder und Sehnen der betroffenen Körperregion zu stärken. Außerdem sollen sie mithelfen, die dehydratisierten Bandscheiben mit genügend Wasser zu versorgen (rehydrieren) und sie wieder mit angemessenem Zwischenraum auszurichten.

Jedes Bandscheibenproblem ist ein Indiz dafür, daß andere Bandscheiben derselben Region betroffen sind, wenn auch in geringerem Maße. Die Behandlung dieses Problems kann nicht das Operieren einer Bandscheibe sein, auch wenn es Anzeichen gibt, daß nur eine Bandscheibe betroffen ist. Der Schaden durch Wasserverlust ist auch bei anderen Bandscheiben und Körperregionen in einem entsprechenden Maß anzunehmen. Wird also eine Bandscheibe entfernt, wird die nächste Bandscheibe, die jetzt eine größere Last zu tragen hat und die gleichen Probleme bekommen wird, möglicherweise zum nächsten Operationskandidaten.

Mit einem erneuten Schnitt durch Narbengewebe, das sich nach der ersten Operation bildet, riskiert man zudem eine versehentliche und permanente Schädigung der Nerven. Einige Betroffene haben sich mit folgender Einstellung für eine erste Operation entschieden: „Ich lasse es herausschneiden, dann bin ich es los." Im ungünstigen Fall müssen sie anschließend noch drei oder sogar vier chirurgische Folgeeingriffe über sich ergehen lassen. Das Ergebnis ist nicht selten eine Schädigung der Beinnerven. Aus diesen einfachen Gründen sind vor allem Operationen, aber auch Spritzen und wiederholte manipulierende Handgriffe keine befriedigenden und natürlichen Antworten auf das Problem.

Korrigierende Übungen

Um die erste Übungsposition einzunehmen, brauchen Sie lediglich vier Kissen. Legen Sie jeweils zwei aufeinander – jeder Stapel sollte nicht höher als 30 cm sein (siehe Abbildung 10).

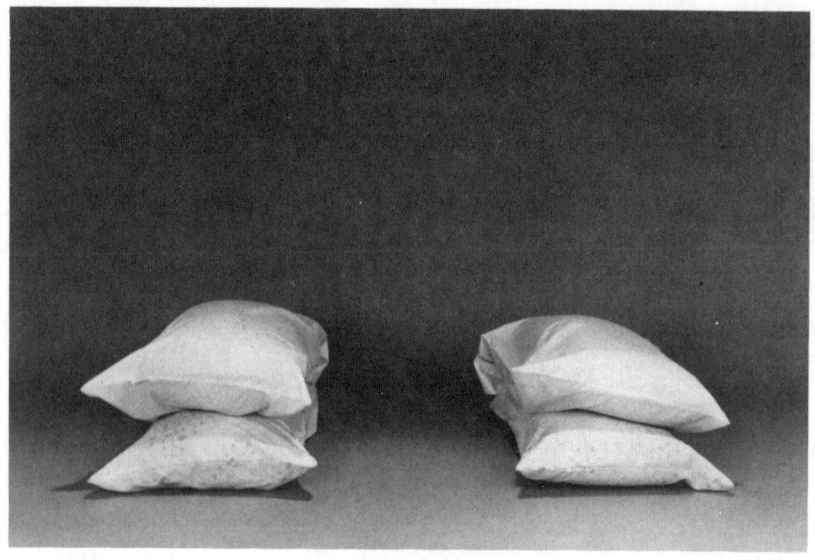

Abbildung 10: Für die korrigierenden Übungen, um die Bandscheibe wieder in ihre normale Position zurückzuverlagern, brauchen Sie vier Kissen, die Sie wie hier auf dem Bild anordnen.

Der Zweck dieser Kissenstapel ist es, Ihren Körper in einem Abstand von etwa 12 – 15 cm vom Boden zu halten, wenn Sie auf den Kissen liegen. So wird es dem Rücken ermöglicht, sich nach und nach leicht nach hinten zu biegen; langsam öffnen Sie so den vorderen Winkel der Zwischenwirbelräume.

Legen Sie die beiden Kissenstapel etwa 40 – 50 cm entfernt voneinander auf den Boden. Knien Sie am vorderen Rand des vorderen Stapels, und stützen Sie die Hände dabei auf den Boden (siehe Abbildungen 11 a und 11 b).

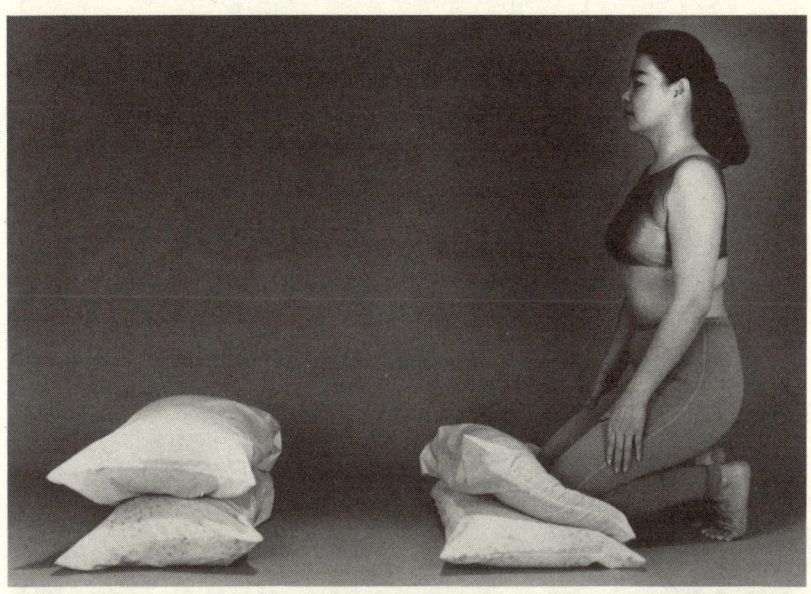

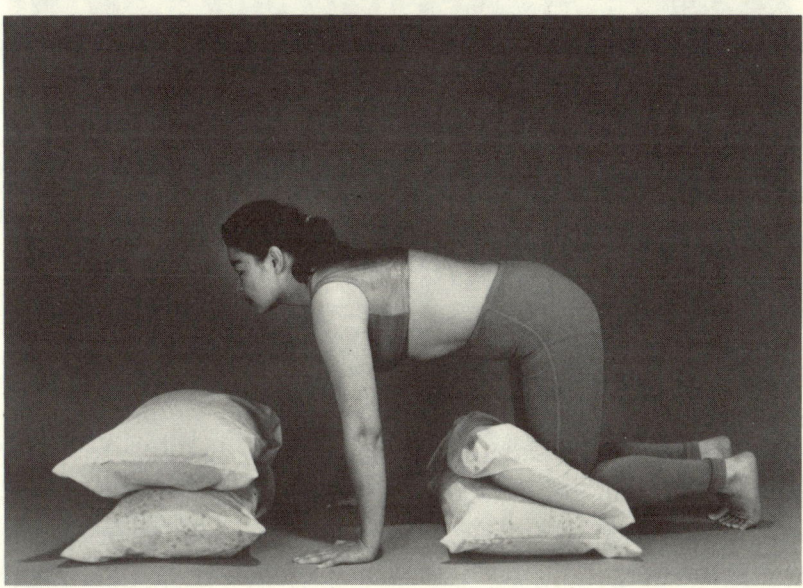

Abbildungen 11 a und 11 b

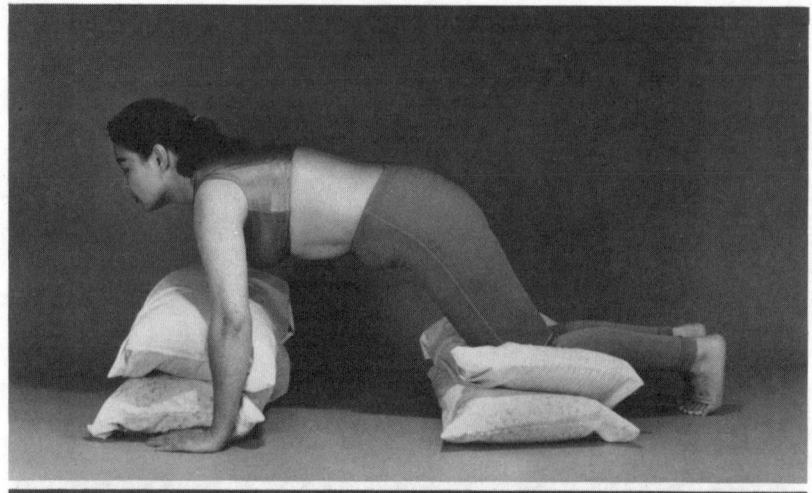

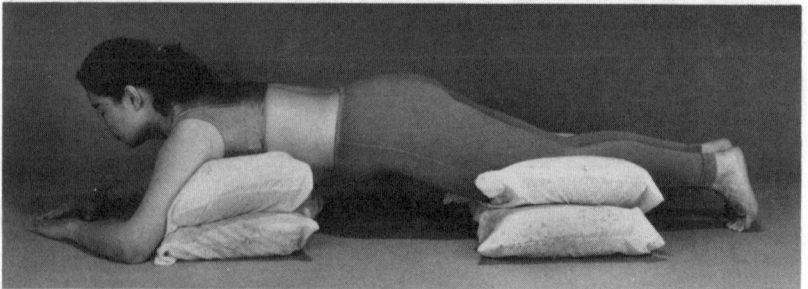

Abbildungen 11 c und 11 d: Die Endposition auf den Kissen: Beachten Sie die tendenziell eher steife Körperhaltung, durch die zu Beginn verhindert wird, daß der Rücken absackt.

Jetzt senken Sie Ihren Brustkorb langsam, bis Sie auf dem vorderen Kissenstapel ruhen. In dieser Lage befindet sich Ihr Bauch über dem hohlen Raum zwischen den Kissen; Ihr Rücken kann sich in dieser Position ein wenig nach innen biegen. Die schmerzende Stelle sollte sich auf jeden Fall in der Mitte zwischen den Kissenstapeln befinden, so daß sich der vordere

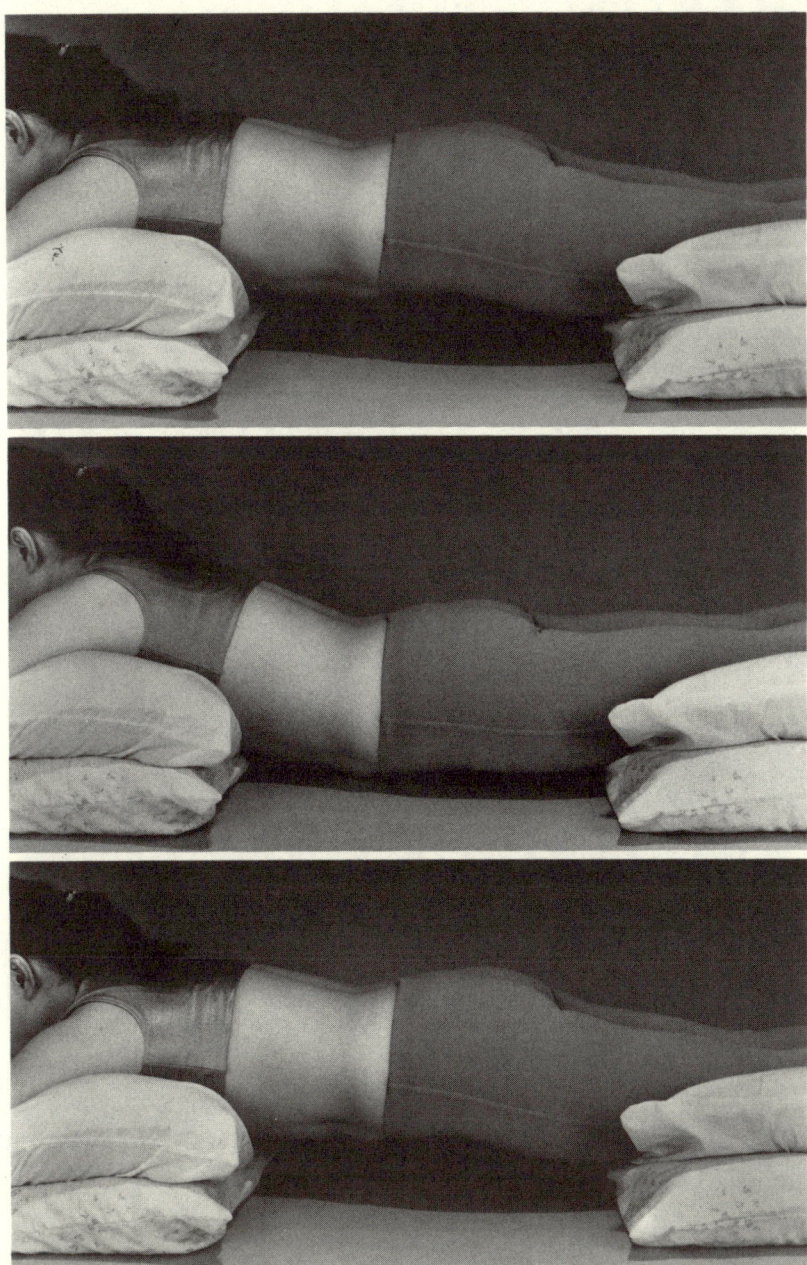

Abbildungen 12 a, b, c

Winkel der Zwischenwirbelräume ein wenig weiter als normal öffnen kann (siehe Abbildungen 11 c und 11 d)

Entspannen Sie Ihren Rücken durch tiefe Atemzüge, so daß Ihr Rückgrat sich auf und ab senkt. Ziel ist es, daß Sie das Rückgrat bewußt auf und ab bewegen. Dieser Punkt ist ganz entscheidend (siehe Abbildungen 12 a, b, c und 13 a, b).

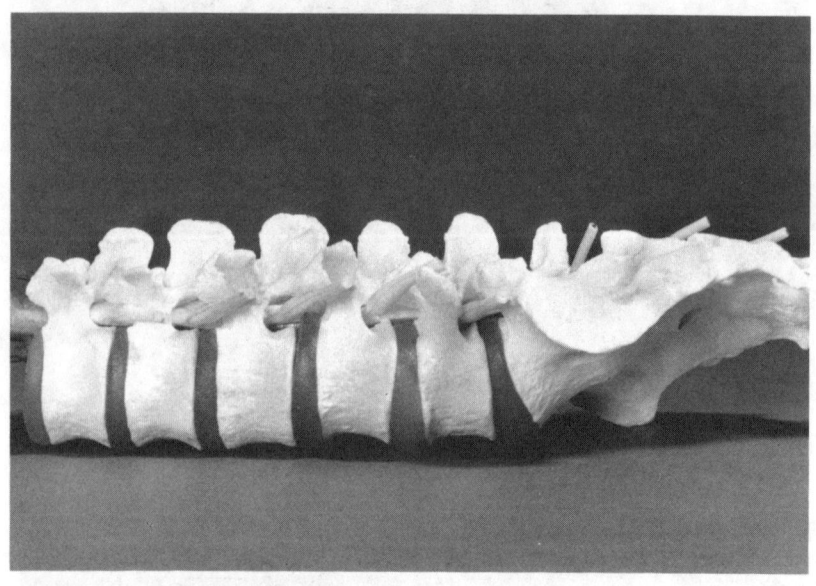

Abbildung 13 a: Dieses anatomische Modell zeigt die Wirbelsäule entsprechend der Haltung in Abbildung 11 d, in der der Rücken tendenziell steif gehalten wird.

Vielleicht ist Ihr Rücken anfangs noch steif; durch die entspannende Atmung wird Ihr Bauch jetzt langsam nachgeben und den Boden berühren oder zumindest fast berühren (siehe Abbildung 14). Falls Ihr Bauch schon zu Beginn der Übung auf dem Boden liegt, sollten Sie noch ein weiteres Kissen auf jeden Stapel legen. Wenn Ihr Körper nun entspannt ist, atmen Sie zehnmal tief ein und aus; dann atmen Sie nor-

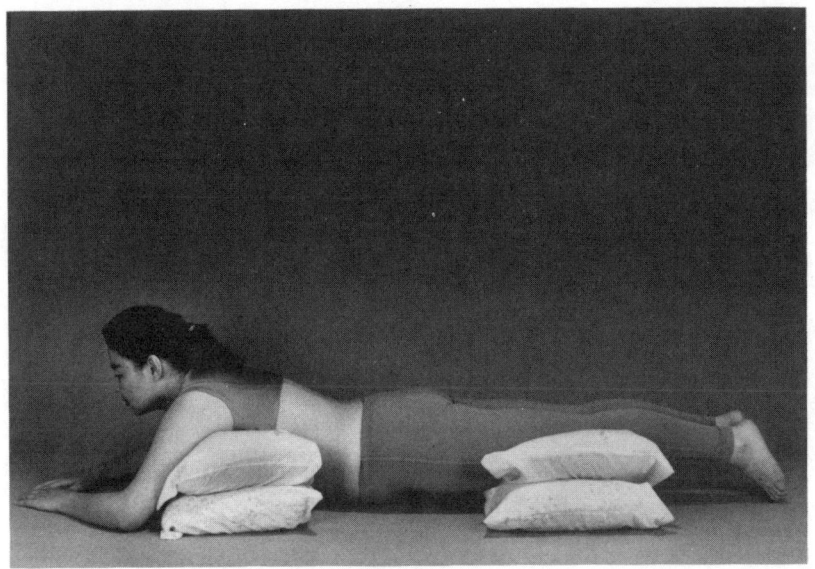

Abbildung 13 b: Dieses anatomische Modell zeigt, wie selbst eine sehr leichte Krümmung des Rückens die vorderen Zwischenwirbelräume wirkungsvoll öffnen kann.

mal und langsam weiter. Versuchen Sie jetzt, ein Bein und dann das andere so hoch zu heben, daß es für Sie noch angenehm ist. Heben Sie die Beine jeweils an, ohne dabei die Knie zu beugen. Die Zehen sollten nach hinten zeigen. Das Bein sollte so hoch wie möglich über den Boden gehoben und dabei nach hinten gestreckt werden (siehe Abbildung 15). Wenn der Druck auf den Nerv langsam nachläßt, wird die Beweglichkeit des Beins zunehmen. Der punktuelle Schmerz im Rücken wird langsam nachlassen und allmählich verschwinden.

Mit dieser Bewegung des Beins wird Ihr Körper eine leichte Drehung der Wirbelsäule erfahren (siehe Abbildung 15). Diese Bewegung wird weiter dazu beitragen, daß die Bandscheibe in den Hohlraum im Wirbelkörper zurückfällt.

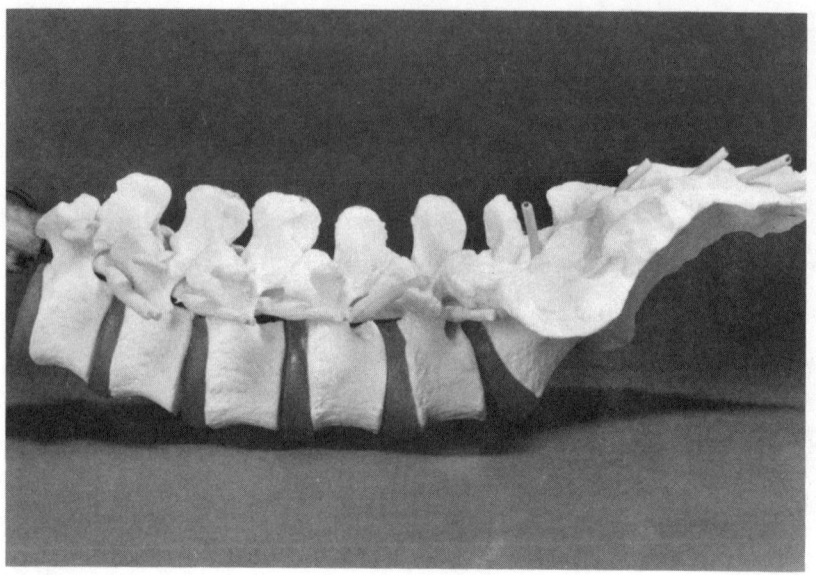

Abbildung 14: Hier sehen Sie die Krümmung des Rückens, die sich nach der Entspan-
nung einstellt. Diese Krümmung läßt den Bauch absinken, so daß er den Boden
berührt. Dabei öffnen sich auch die vorderen Bandscheibenräume (siehe Abbil-
dung 13 b).

Ab und zu können Sie auch versuchen, beide Beine gleichzeitig anzuheben.

Sobald die Bandscheibe sich wieder in der richtigen Position befindet und der lokale Schmerz verschwunden ist, werden Sie spürbar Erleichterung erfahren. Wenn der Schmerz in ein Bein ausstrahlte, so ist es manchmal möglich, unmittelbar nachzuvollziehen, wie dieser Schmerz nachläßt.

Das tiefe Atmen und das Anheben der Beine sollte durchgeführt werden, bis der Schmerz ganz verschwunden ist. Wenn Sie beim ersten Versuch keinen Erfolg haben, kann ein weiterer Versuch zu einem späteren Zeitpunkt erfolgreicher sein. Wenn Sie die Anweisungen richtig befolgt haben, sollte bei einer verlagerten Bandscheibe nach einer halben Stunde völlige Linde-

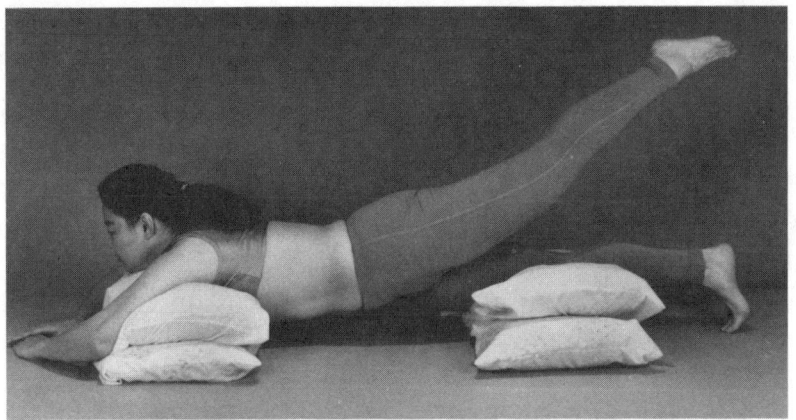

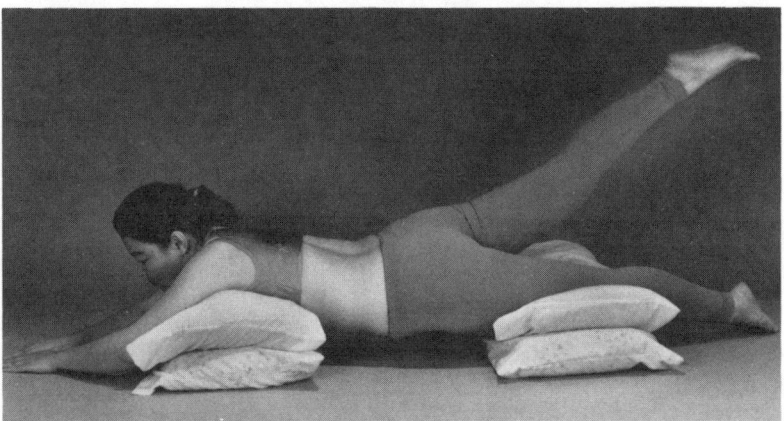

Abbildungen 15 a und 15 b: Diese Bilder zeigen, wie das abwechselnde Anheben der Beine zu einer natürlichen leichten Drehung des Rückens führt – diese Drehung unterstützt die Rückführung der Bandscheibe in ihre natürliche Lage zwischen den Wirbeln. Dies gilt nicht nur für die Bandscheibe, die den Schmerz ausgelöst hat, sondern für alle Bandscheiben der Lendenwirbel, die durch die schmerzende Bandscheibe mehr oder weniger in Mitleidenschaft gezogen wurden.

rung eintreten. Ist die Bandscheibe selbst verletzt, kann es etwas dauern, bis eine Verbesserung eintritt. Der zugrundeliegende Gedanke der Prozedur ist folgender: Die Verbindung des vorderen Bandes mit der Bandscheibe wird die Bandscheibe an ihren Platz zwischen den Wirbeln und von der Nervenwurzel oder dem Rückenmark weg ziehen. Dies geschieht, weil diese Verbindung sich dehnen muß, wenn der vordere Winkel geöffnet wird. Gleichzeitig saugt eine während dieses Vorgangs entstehende Vakuumkraft die Bandscheibe zurück. Diese Vakuumkraft bildet dort, wo sich die Bandscheibe normalerweise befindet, einen freien Raum. Gleichzeitig wird auch Wasser für die Rehydration in diesen Raum gesaugt. Das Vakuum fördert die Tätigkeit des Vorderbandes beim Rückziehen der Bandscheibe in ihre normale Position. Sie rehydriert auch die Knorpelschicht, die das Gelenk bedeckt und die Knochen vor Kontakt an den Berührungspunkten miteinander schützt, und verbessert so die Gleitfähigkeit der Gelenkköpfe.

Fast alle Gelenke, die bei Bewegung abstützende oder federnde Wirkung haben, profitieren von dieser Fähigkeit des Vakuums, Wasser anzuziehen; das Vakuum entsteht bei Bewegungen, durch die ein Gelenk gestreckt wird. Wenn Sie tief Atem holen, schaffen Sie ebenfalls ein größeres Vakuum in den Zwischenwirbelräumen in Höhe des Bauches. Die korrigierenden Rückenbewegungen leiten einen periodisch auftretenden Prozeß ein, der der Bandscheibe leichtere Bewegung ermöglicht. Wenn lediglich ein Schmerz vorhanden ist, den Sie genau lokalisieren können, brauchen Sie die Übungsprozedur mit den Kissen möglicherweise nur ein- oder zweimal durchführen. (Weiterführende Informationen finden Sie weiter unten.)

Jetzt haben Sie eine erste Linderung von Ihren Schmerzen erfahren und können sich nach ein paar Minuten des Übens neben Ihre Kissen gleiten lassen. So können Sie ein paar weitere Minuten lang ausgestreckt auf dem Bauch liegen und die überdehnten Bänder ihre normale Länge und Festigkeit zurückgewinnen lassen (siehe Abbildung 16).

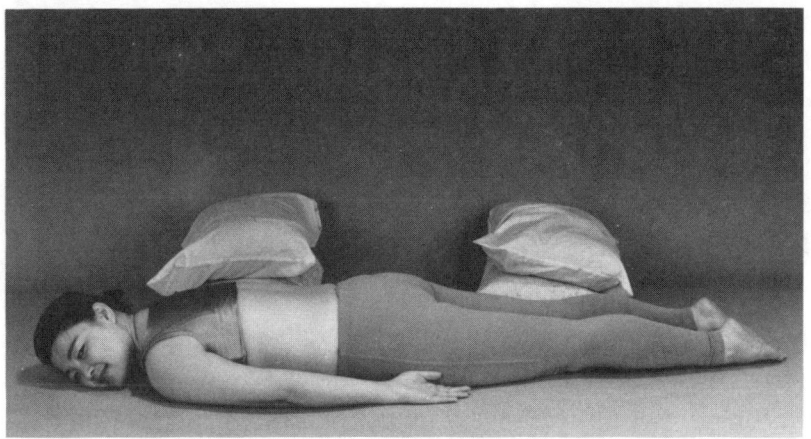

Abbildung 16: Entspannen Sie nach den Übungen.

Um aufzustehen, gehen Sie mit einer fließenden Bewegung wieder in eine kniende Haltung, ohne dabei einen krummen Rücken zu machen. Führen Sie zuerst einen Fuß und dann den anderen unter den Körper – ebenfalls, ohne den Rücken zu krümmen – und stellen Sie sich dann hin. Wenn Sie diese Prozedur sorgfältig ausgeführt haben und Ihre Eigendiagnose präzise war, sollte Ihnen das Gehen jetzt weniger Schmerzen bereiten.

Denken Sie immer daran: Diese Übungen und das Neue, das Sie hier erfahren haben, sollen zunächst einmal dazu beitragen, daß sich das mit dem Rückenschmerz verbundene Krankheitsbild nicht verschlimmert. Erwarten Sie nicht, daß einige Gläser Wasser und eine halbe Stunde Passivübungen mit zwei Kissen ein über einen langen Zeitraum entstandenes Problem augenblicklich verschwinden lassen. Was Sie hier gelernt haben, dient der Krisenbewältigung; was Sie jetzt brauchen, ist Durchhaltevermögen bei den unterstützenden Übungen und den vorbeugenden Maßnahmen, damit der Heilungsprozeß fortschreiten kann und auch später keine weiteren Schwierigkeiten auftauchen. Sie verfügen jetzt über das nötige Wissen, um mit Rückenschmerzen umzugehen. Wissen allein reicht allerdings nicht aus. Sie müssen dieses Wissen jeden Tag anwenden.

Übungen zur Vorbeugung

Wir zeigen Ihnen nun eine Reihe spezieller Übungen zur Stärkung Ihrer Rückenmuskulatur. Da diese Übungen die Durchblutung dieser Körperregion anregen, ermöglichen sie auch die Stärkung der Sehnen und Bänder sowie eine bessere Wasserversorgung des gallertartigen Kerns aller Bandscheiben und der stützenden Knorpelschicht zwischen den Knochen.

Wenig beanspruchte Muskeln entwickeln eigene Schmerzen, wenn sie trainiert werden – sogenannten Muskelkater. Obwohl diese Reaktion mit dem Rückenschmerz in Verbindung steht, haben wir es hier nicht mit dem ursprünglichen Rückenschmerz zu tun. Wenn der Muskelkater nicht sehr stark ist, sollten die Übungen weiter durchgeführt werden. Wenn der Schmerz aber unerträglich stark wird, ist eine Pause von ein bis zwei Tagen ratsam.

Es gibt keine Abkürzung oder Alternative auf dem Weg zur Stärkung der Rückenmuskulatur; hier hilft nur Training. Die weichen Gewebe und Muskeln des Rückens müssen unbedingt gestärkt werden, wenn das gewünschte Ziel darin besteht, die Rückenschmerzen loszuwerden.

Legen Sie sich auf den Bauch, und heben Sie zuerst das eine und dann das andere Bein an. Die Zehen bleiben dabei ausgestreckt, die Knie sind ebenfalls gestreckt. Wiederholen Sie diesen Bewegungsablauf einige Male, wobei Sie das angehobene Bein ganz senken, bevor Sie das andere Bein anheben (siehe Abbildung 17). Merken Sie sich, wie oft Sie den Vorgang wie-

derholen, damit Sie die Anzahl allmählich steigern können.
Dies gilt für alle Übungen, die wir hier empfehlen.
Später kann auch mit Gewichten trainiert werden.

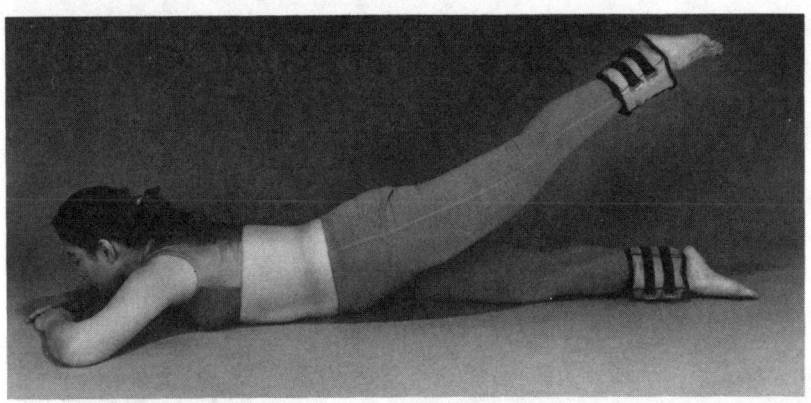

Abbildung 17: Wiederholtes abwechselndes Anheben der gestreckten Beine (hier mit Gewichten an den Fußgelenken).

Jetzt üben Sie das gleiche wie zuvor, heben allerdings beide
Beine gleichzeitig an. Die Bewegung sollte langsam und bewußt, die Knie sollten gestreckt sein (siehe Abbildung 18).
    Entspannen Sie einige Minuten. Atmen Sie tief ein und aus,
um den Druck in Ihrem Rücken zu lösen (siehe Abbildung 19).
Mit den richtigen Übungen wird Ihr Rücken allmählich stark
und gesund werden, und Sie werden sich nie wieder besorgt
Gedanken über die Ursache Ihrer Rückenschmerzen machen
müssen.
Verschränken Sie nun die Hände in Höhe des Kreuzes hinter
dem Rücken. Die Ellbogen sind dabei leicht gebeugt. Heben Sie
den Brustkorb so weit Sie können vom Boden, und verharren
Sie in dieser Stellung. Strecken Sie die Ellbogen, und heben Sie
die Arme vom Körper weg – die Hände sind immer noch ver-
schränkt (siehe Abbildung 20).

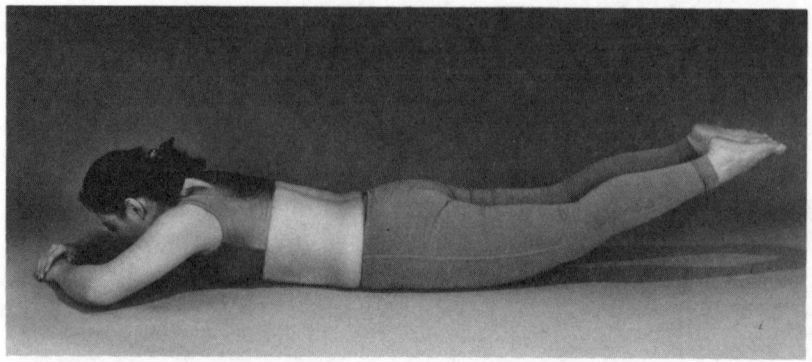

Abbildung 18: Beide Beine werden angehoben, um die gesamte Rückenmuskulatur zu stärken.

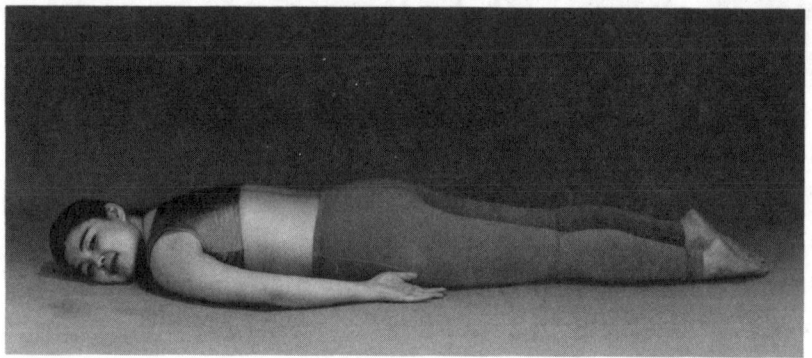

Abbildung 19: So wichtig wie das Üben ist die Entspannung der Muskeln.

Diese Übung erfordert, daß sich alle Rückenmuskeln zusammenziehen, und unterstützt die gesunde Ausrichtung der Brust- und Halswirbel – eine nützliche Übung für alle, die unter Bandscheibenproblemen in der Halsregion leiden.

Als nächstes verbinden Sie die beiden genannten Übungen: Heben Sie Arme und Beine gleichzeitig an (siehe Abbildung 21). Versuchen Sie, diese Bewegung fünfmal zu wiederholen, damit das Training schneller Wirkung zeigt.

Rollen Sie sich jetzt auf den Rücken, und führen Sie die Füße

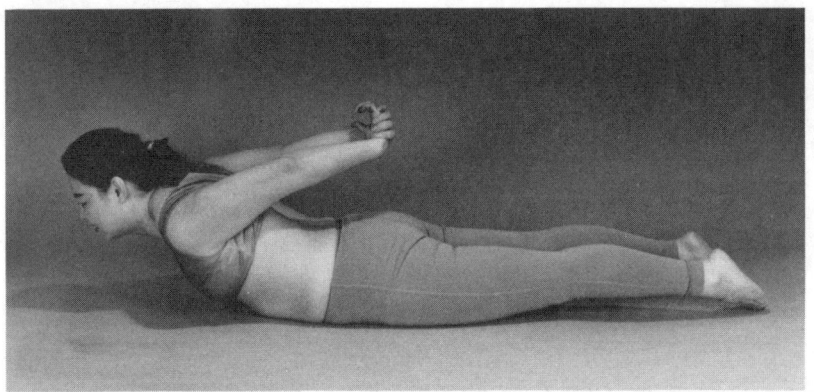

Abbildung 20: Die Übung zur gesunden Ausrichtung der Brust- und Halswirbel.

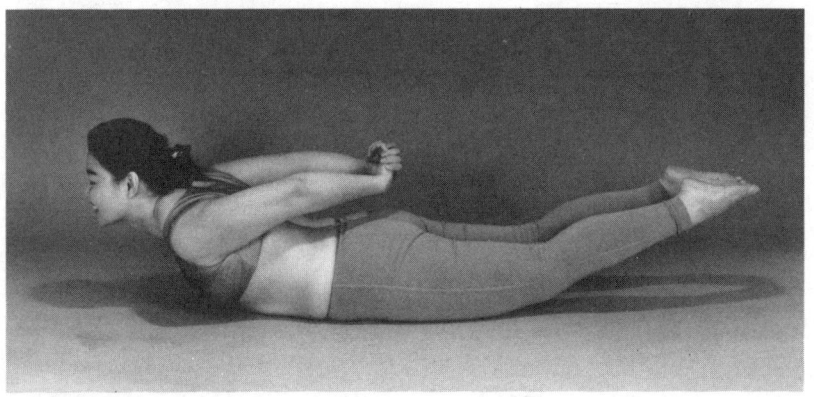

Abbildung 21: Diese kombinierte Übung dient der Stärkung der Rückenmuskulatur und ermöglicht, daß sich die Wirbel des unteren Rückens, der Brust und des Halses einschließlich ihrer Bandscheiben wieder auf gesunde Weise ausrichten.

so nah wie möglich zum Po (siehe Abbildung 22 a). Halten Sie diese Position und heben Sie den Po so weit wie möglich, bis Sie den Druck im Hohlraum des Kreuzes spüren (siehe Abbildung 22 b).

Verharren Sie mit dem Becken in dieser Haltung, verlagern Sie das Gewicht auf einen Fuß, und strecken Sie das andere

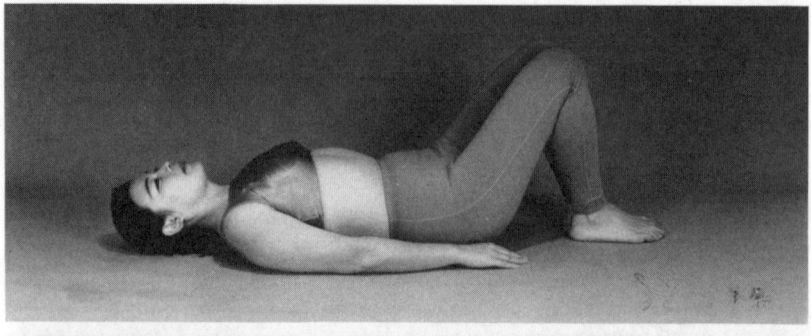

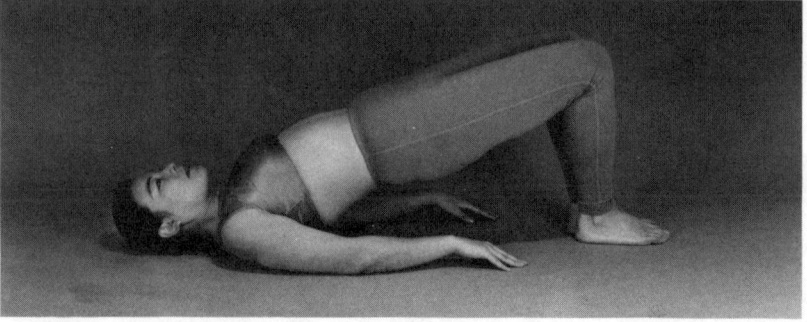

Abbildungen 22 a und 22 b: Die einleitenden Bewegungen einer sehr wirkungsvollen Übung für alle, die an Rückenschmerzen leiden.

Bein vom Boden weg. Denken Sie daran, Knie und Zehen gestreckt zu halten (siehe Abbildung 22 c).

Fahren Sie fort, das Bein anzuheben und wieder zu senken, und zwar solang Sie können. Es sollte dabei den Boden nicht berühren (siehe Abbildungen 22 d und 22 e). Führen Sie diese Übung etwa zehnmal mit jedem Bein durch; falls die Spannung in den Rückenmuskeln zu groß wird, üben Sie weniger häufig.

Diese Übungen sollten eine Zeitlang regelmäßig durchgeführt werden. Nach einer Weile können Sie zusätzlich Beingewichte einsetzen, um Muskeln, Sehnen und Bänder im unteren Rückenbereich sowie die Bauchmuskulatur zu stärken. Diese Muskeln tragen wesentlich zu einer schmerzfreien, normalen Position der Wirbel bei.

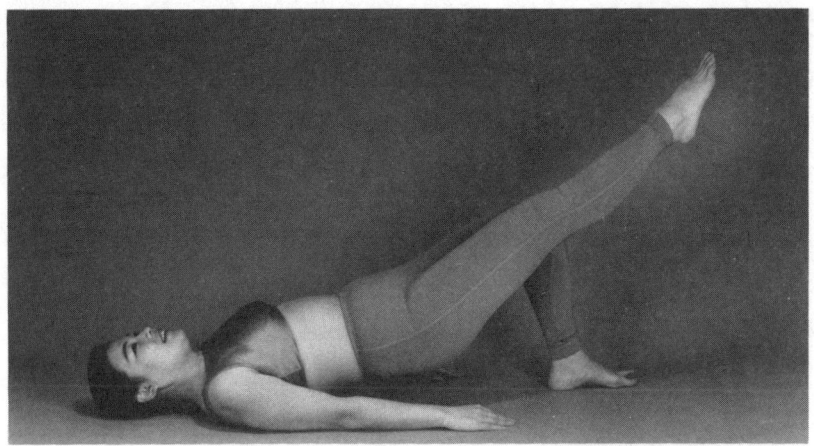

Abbildung 22 c

Der „Bierbauch", den man manchmal bei Menschen sieht, die
ansonsten nicht dick sind, kann auch das Resultat der Band-
scheibendehydration und schwacher Muskeln sein. Beides
kann verhindern, daß die Wirbelsäule aufrecht und gerade gehalten wird. Wenn die Wirbelsäule aufgrund schwacher Muskeln und weniger leistungsfähigen Bandscheiben übermäßige
Krümmungen zeigt, wird der Bauch, der normalerweise gerade
und gestreckt ist, nach vorn „fallen". Die oben gezeigten
Übungen werden allen helfen, die an diesem Symptom leiden.

Die Übungen sind übrigens auch hilfreich bei Problemen
mit den Bandscheiben der Halswirbel; die Übungsprozedur ist
ganz ähnlich. Legen Sie Ihre Stirn oder Ihr Kinn auf einen festen „Sockel" (zum Beispiel auf ein paar übereinandergelegte
Bücher). Der Hals wird nach hinten gestreckt. Atmen Sie tief
ein und aus – dieses Element finden Sie auch in der Übung, bei
der Ihr Brustkorb auf Kissen ruht. Einige der o. g. Übungen
(siehe Abbildungen 20 und 21) dienen ebenfalls als Korrektiv
für Bandscheibenverlagerungen der Hals- und Brustwirbel.

Sie haben vielleicht schon erkannt, daß die oben beschriebe-

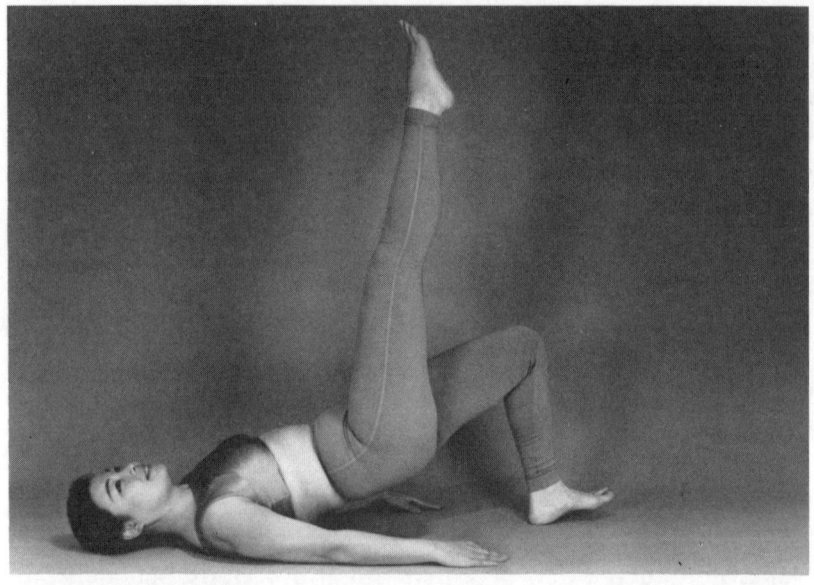

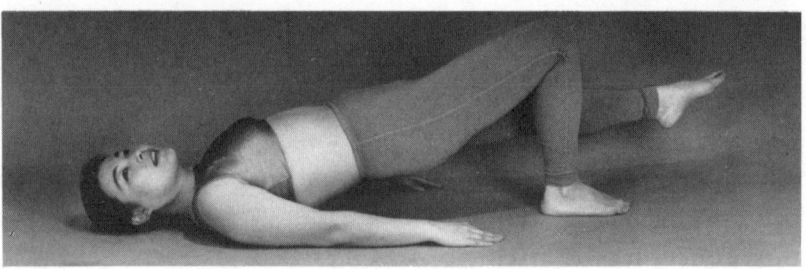

Abbildungen 22 d und 22 e: Übungen zur Stärkung der Rücken- und Beinmuskulatur.

nen Übungen ähnlich korrigierend wirken wie Schwimmen. Schwimmen ist eine gute Ergänzung zu unserem Übungsprogramm. Machen Sie es, sofern möglich, zu einem festen Bestandteil Ihrer wöchentlichen Aktivitäten.

Auf heilsame Weise gesteigerte Wasserzufuhr und regelmäßiges Training der Rückenmuskulatur ist auch hilfreich für all jene, die unter den schmerzhaften Beschwerden der Spondylitis ankylosans (Bechterew-Krankheit) leiden – einer chronisch entzündlichen rheumatischen Erkrankung.

Wichtige Hinweise

Die folgenden Vorsichtsmaßnahmen sind dringend zu beachten:

An den ersten Tagen Ihres Übungsprogramms sollten Sie alle Bewegungen, bei denen der Rücken gebogen wird (zum Beispiel Bücken), vermeiden. Tragen Sie keine schweren Gegenstände. Halten Sie die Knie immer gebeugt und den Rücken gerade, wenn Sie etwas aufheben möchten. Heben Sie dann den Gegenstand hoch, indem Sie sich aus den Knien heraus gerade aufrichten.

Diese Vorsichtsmaßnahmen sind wichtig, weil Ihr Muskelgewebe und Ihre Bänder offensichtlich nicht kräftig genug sind – sie brauchen Zeit, diese Kraft (wieder) zu erlangen (siehe Abbildungen 23 a, b).

Vermeiden Sie übrigens bei den beschriebenen Beschwerden – soweit möglich – weiche Betten.

Achten Sie auf geschmeidige Kniebewegungen beim Gehen, und drücken Sie bei Bewegungsabläufen, bei denen Druck auf dem Rückgrat lastet, auf keinen Fall die Knie durch.

Denken Sie daran, daß eine gute Haltung dazu beiträgt, daß die weichen Gewebe kräftig bleiben und der vordere Winkel der Wirbel geöffnet bleibt. In diesem Zustand bilden die Bandscheiben leistungsfähige „Keile" zwischen den Wirbeln (siehe Abbildung 24).

Vermeiden Sie möglichst, mit krummem Rücken zu sitzen (siehe Abbildungen 25 a, b).

Zu langes Sitzen mit zurückgeneigtem Oberkörper ist ebenfalls zu vermeiden (siehe Abbildungen 26 a, b).

Herzlichen Glückwunsch! Jetzt gehören Sie zu der kleinen Gruppe derer, die die Geheimnisse der Wirbelsäule und ihrer Bandscheiben verstehen. Sie wissen jetzt auch, was Sie tun

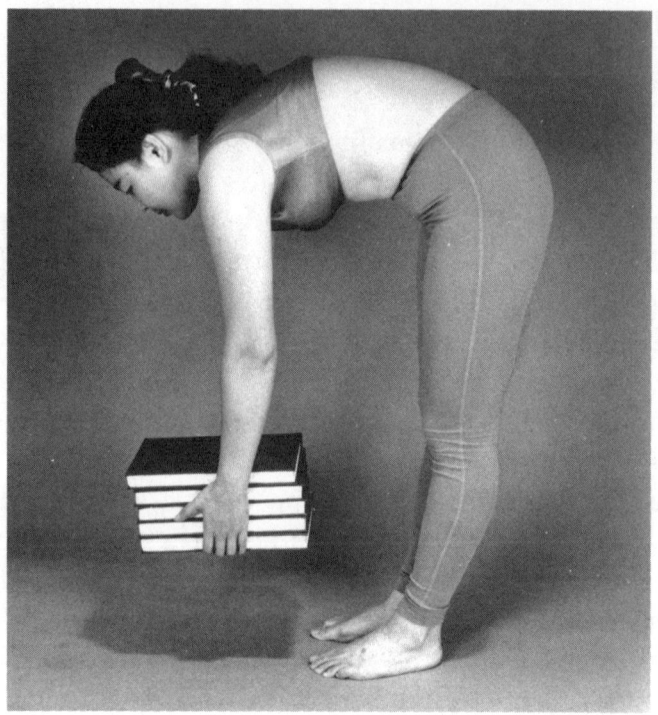

Abbildung 23 a: Vermeiden Sie, auf die dargestellte Weise etwas Schweres vom Boden aufzuheben.

können, damit Ihre Wirbelsäule kräftiger und frei von Schmerzen wird. Neun Zehntel aller Behandlungen sind durch Vorbeugung zu verhindern. Wenn Sie sich daran halten, werden Sie nicht zu den Millionen von Menschen gehören, deren Bandscheibenleiden so schwerwiegend sind, daß sie operiert werden müssen.

Achten Sie auf jeden Fall darauf, das Bedürfnis Ihres Körpers nach Wasser regelmäßig zu stillen; es wird Ihnen all die weiteren Probleme ersparen, die eine Unterversorgung der Körperzellen mit sich bringt.

Auch der Wert regelmäßiger sportlicher Betätigung sollte nicht unterschätzt werden – besonders gut sind regelmäßige

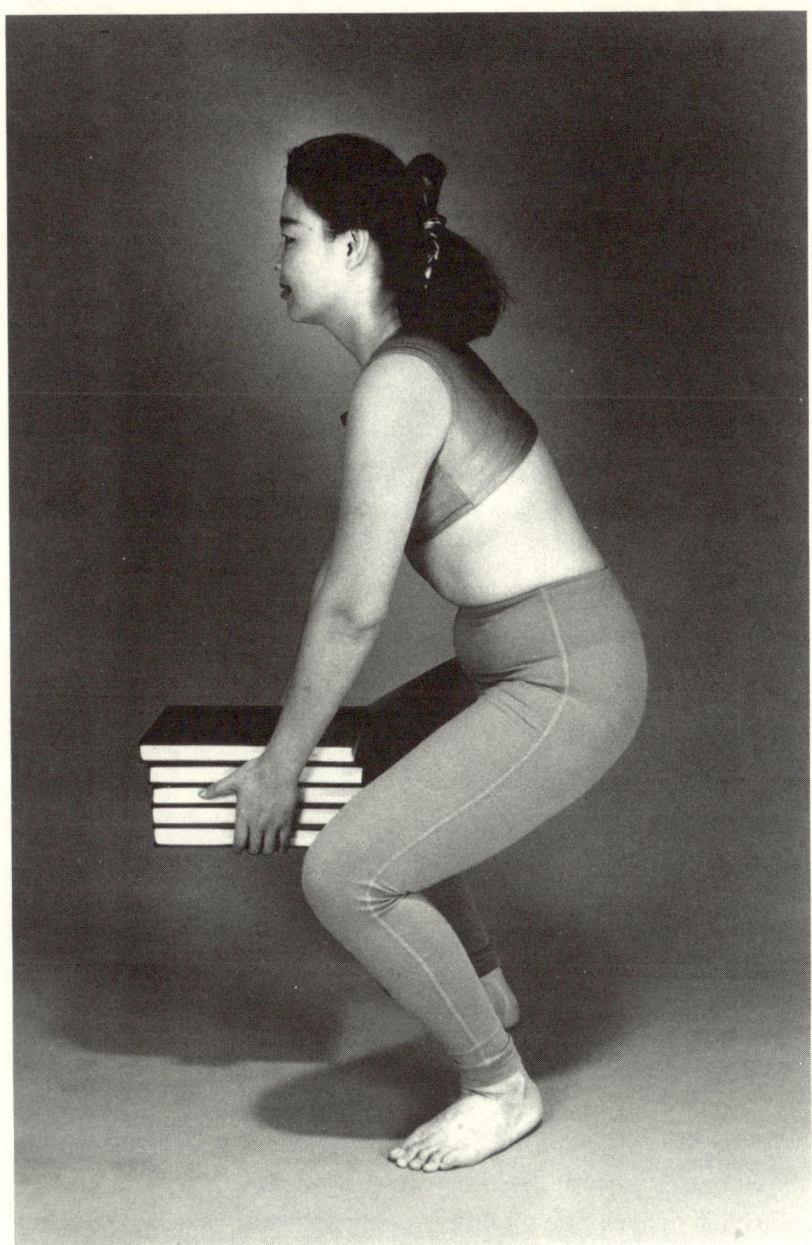

Abbildung 23 b: Die richtige Art, etwas Schweres vom Boden aufzuheben.

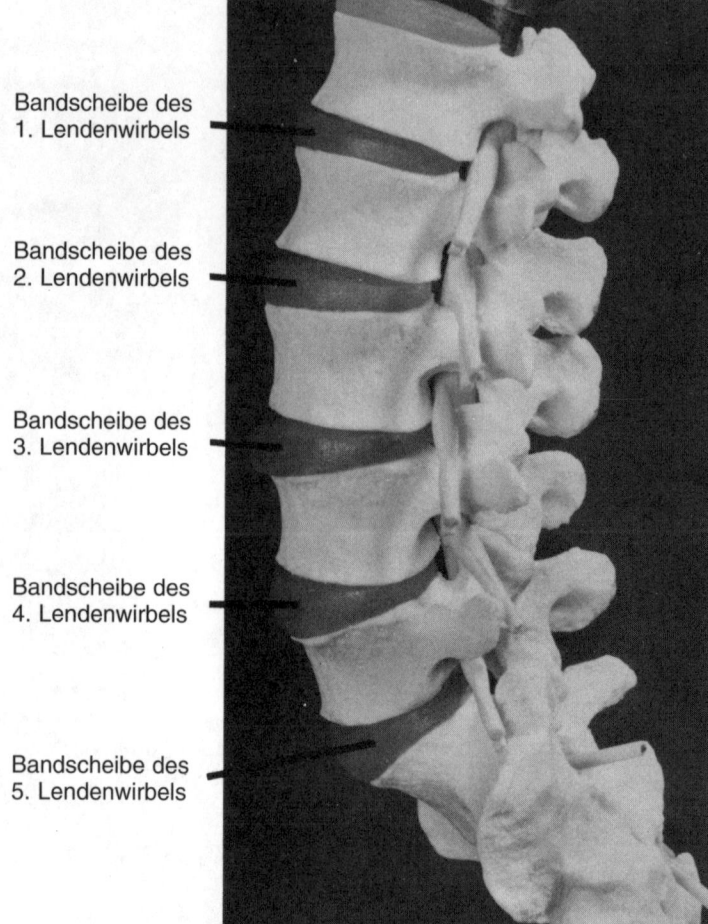

Bandscheibe des
1. Lendenwirbels

Bandscheibe des
2. Lendenwirbels

Bandscheibe des
3. Lendenwirbels

Bandscheibe des
4. Lendenwirbels

Bandscheibe des
5. Lendenwirbels

Abbildung 24: Dieses Modell der Lendenwirbel zeigt jeweils den vorderen offenen Winkel; besonders der Winkel zwischen dem 5. Lendenwinkel und dem Kreuzbein ist deutlich zu erkennen. Gezeigt ist der Abschnitt der unteren Krümmung des Rückgrats.

Spaziergänge, da die Bewegung der großen Muskeln des gesamten Körpers beim Gehen einer spannungsfreien Gesamtphysiologie sehr dienlich ist.

Lesen Sie auf jeden Fall auch den Rest dieses Buches. Dort

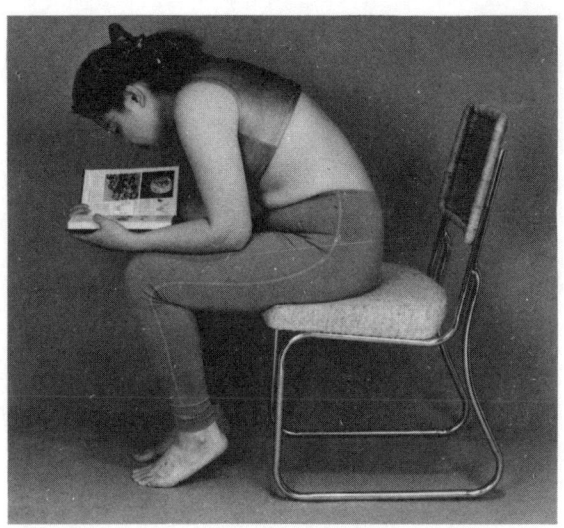

Abbildung 25 a: Vermeiden Sie bei der Schreibtischarbeit oder beim Lesen, auf die dargestellte Weise zu sitzen.

werden die schon bekannten Grundlagen vertieft; damit Sie zu einem Gesamtverständnis dieser Problematik gelangen, habe ich in den verschiedenen vertiefenden Anmerkungen detaillierte Informationen einfließen lassen; Wiederholungen der grundlegenden Aussagen sind dabei durchaus beabsichtigt.

Abbildung 27 zeigt das Zusammenwirken von Wasser und einer Reihe einfacher Übungen. Sie soll Ihnen helfen, sich die grundsätzliche Aussage dieses Buches vor Augen zu führen.

Der folgende Brief ist hier abgedruckt, um ein paar Punkte meines Ansatzes zur einfachen Behandlung von Rückenproblemen zu zeigen. Dieser Brief macht auch deutlich, wie lange ich diese Art der Behandlung schon anwende (die Hintergründe dieser Behandlungsweise und die Verbesserung dieser Methode reichen freilich noch weiter zurück als dieser Brief). Die augenblickliche Linderung der Rückenschmerzen des

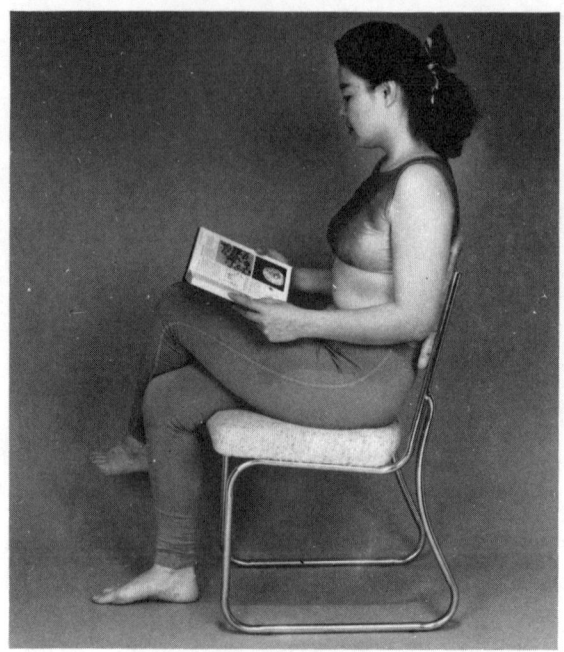

Abbildung 25 b: Die richtige Haltung für alle, die stundenlang am Schreibtisch arbei-
ten (gemeint ist hier der gerade Rücken, nicht das übergeschlagene Bein; Anm. d. Vlg.).

Absenders, die ihn seit einiger Zeit gequält hatten, war eine
sehr beglückende Erfahrung für ihn. Er hat seine Beschwerden
einzuordnen gelernt, den Wert stärkender Übungen erkannt
und daher seine vollkommene Gesundheit zurückerlangt. Er
ist inzwischen völlig frei von Rückenschmerzen. Ein solcher
Brief ersetzt natürlich nicht die wissenschaftliche Dokumenta-
tion, gibt aber zunächst einmal einen Einblick in die Möglich-
keiten der Methode.

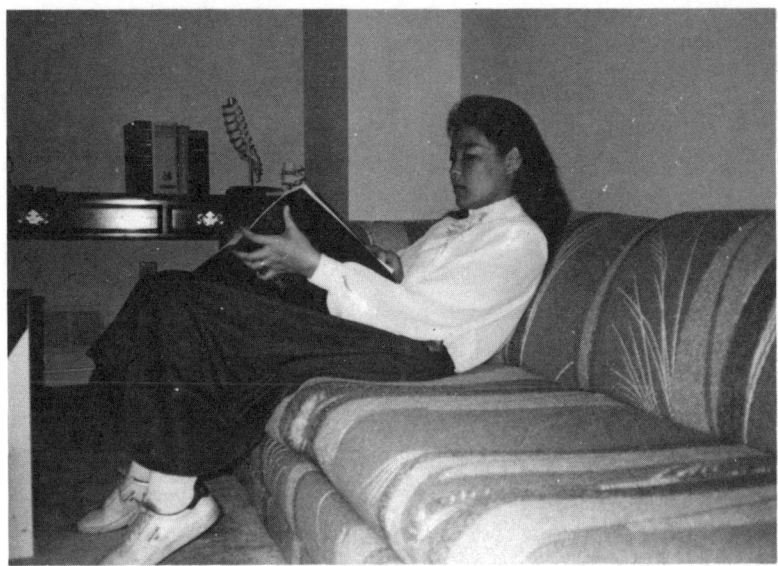

Abbildung 26a: Eine ungesunde Haltung für alle, die unter Kreuz- und Ischias-schmerzen leiden.

21. Dezember 1988
Dr. Fereidun Batmanghelidj
2146 Kings Garden Way
Falls Church, Virginia 22043, USA

Lieber Fereidun,
ich möchte Ihnen gern schildern, was sich vor und nach unserem Treffen in Teheran 1976 zugetragen hat, bei dem Sie mir einen Rat gegeben haben, der mich sehr glücklich gemacht hat.

Rückenschmerzen hatte ich zum ersten Mal, als ich auf meinem Grundstück in Washington einen mechanischen Rasenmäher einen ziemlich steilen Hügel hinaufschob. Das war 1971 oder 1972. Zuvor hatte ich einige Monate lang ohne vorherige Beratung Sport getrieben und hatte mir dabei offensichtlich Zerrungen im Rücken zugezogen. Nach dem Zwischenfall beim Rasenmähen ging ich zu einem Orthopäden, der den Rücken röntgte und einen Bandscheibenriß feststellte. Er stellte eine Reihe krankengymnastischer Übungen für mich zusammen, die ich eine Zeitlang durchführte, dann

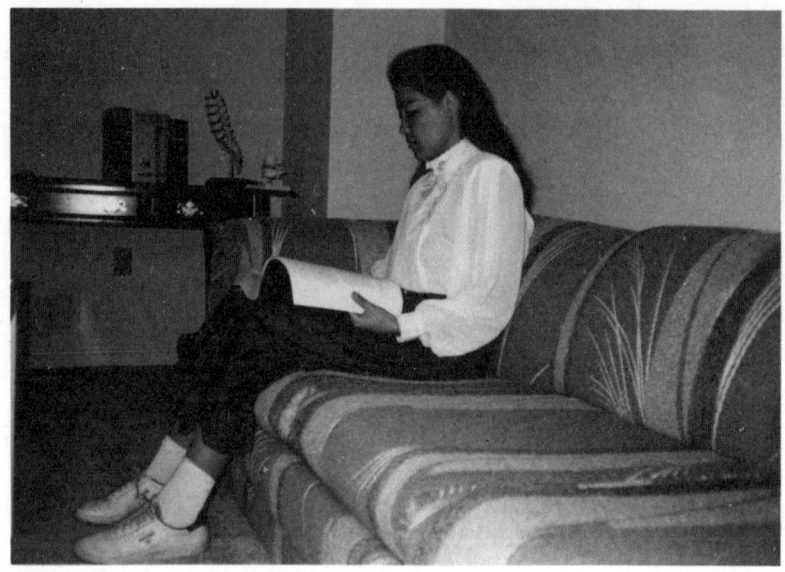

Abbildung 26b: Die richtige Haltung zur Vorbeugung von Kreuz- und Ischias-schmerzen.

aber aufgab. Er riet mir auch, in Embryohaltung auf der Seite oder auf dem Rücken zu schlafen und dabei ein oder zwei Kissen unter die Knie zu legen.

Im Frühling 1973 siedelte ich nach Teheran; kurze Zeit später begann ich, regelmäßig zu schwimmen. Das half ein wenig, aber ich hatte nach wie vor Phasen, in denen ich mehrere Wochen oder sogar mehrere Monate lang erhebliche Schmerzen hatte. Ich war nicht in der Lage, irgendeinen Gegenstand zu heben. Allmähliche Linderung brachte ein Stützkorsett für den Rücken und eine selbst auferlegte eingeschränkte Bewegung. Während dieser Phasen war mein Körper im wahrsten Sinne des Wortes ziemlich „verdreht".

Einer meiner schmerzhaften Vorfälle ereignete sich während einer Dinnerparty, zu der Sie und ich eingeladen waren. Sie bemerkten, wie ich meinen Körper verdrehte und daß es mir ganz offensichtlich nicht besonders gut ging, und schlugen mir vor, das Problem auf andere Weise anzugehen. Ich sagte Ihnen, daß ich in Embryohaltung schlief, weil mein Arzt es mir so verordnet hatte. Sie zeichneten einige Skelettdia-

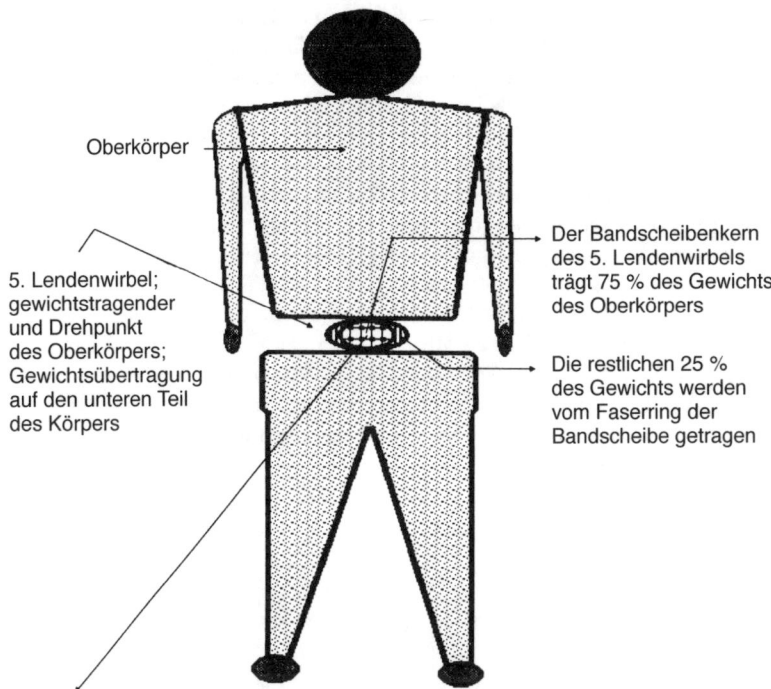

Oberkörper

5. Lendenwirbel;
gewichtstragender
und Drehpunkt
des Oberkörpers;
Gewichtsübertragung
auf den unteren Teil
des Körpers

Der Bandscheibenkern
des 5. Lendenwirbels
trägt 75 % des Gewichts
des Oberkörpers

Die restlichen 25 %
des Gewichts werden
vom Faserring der
Bandscheibe getragen

Die Eigenschaft der Bandscheibe, Wasser anzusammeln, verschafft ihr die Kraft,
das auf ihr lastende Gewicht überhaupt tragen zu können

Abbildung 27: Bandscheibenkerne bestehen aus Zellen, die von einem ausreichenden Serumkreislauf abhängig sind, damit sie überleben und normal funktionieren können. Ausreichende tägliche Wasserzufuhr und ein angemessenes Körpertraining tragen dazu bei, die normale Grundlage für den Serumkreislauf durch den Bandscheibenkern hindurch sicherzustellen.

gramme und gaben mir den Rat, auf dem Bauch zu schlafen und ein Kissen unter meinen Brustkorb und ein weiteres Kissen unter die Oberschenkel zu legen. Ich warf ein, daß dies den Anweisungen meines Arztes völlig widersprach, und ich war besorgt, mir weitere Schäden zuzuziehen.

Als meine Frau Peggy und ich nach Hause kamen, diskutierten wir Ihren Rat. Sie sagte etwas ähnliches wie: „Offensichtlich hast du fürchterliche Schmerzen. Was hast du also zu verlieren?" Also probierte ich Ihre Methode aus. Ich hielt es nur etwa 45 Minuten in der von Ihnen empfohlenen, ziemlich

unbequemen Position aus und war natürlich nicht in der Lage
zu schlafen. Sie hatten mir allerdings gesagt, daß diese kurze
Zeit vielleicht schon ausreiche. So war es auch. Am nächsten
Morgen fühlte ich mich gut. Seitdem habe ich weniger und
auch nicht mehr so starke Rückenschmerzen (obwohl ein anderer Orthopäde in Washington nach einer Röntgenuntersu-
chung noch einen weiteren Bandscheibenriß diagnostizierte).

Jedesmal, wenn ich Beschwerden habe, lege ich mich für
kurze Zeit auf den Bauch und lege dabei ein Kissen unter den
Brustkorb und eines unter die Oberschenkel. Es scheint zu
funktionieren. Ich denke, daß auch das Schwimmen sehr dazu
beiträgt, daß es meinem Rücken gut geht. Ich schwimme
sechseinhalb bis acht Kilometer in der Woche. Was immer
auch der Grund sein mag – ich bin in der Lage, auf meinen
vielen Reisen schwere Koffer zu tragen, ohne daß mein Rük-
ken mir Probleme bereitet.
Mit freundlichen Grüßen
Gordon Winkler

24. Juni 1996
Lieber Dr. Batmanghelidj,
Am 29. Juni 1995 zog ich mir eine Rückenverletzung zu. Am
30. Juni 1995 ging ich zu meinem Arzt, weil ich sehr starke
Schmerzen hatte. Seine Praxis war geschlossen, und ich
konnte erst am 3. Juli einen Termin bekommen. Am 30. Juni
ging ich deshalb zu einem Chiropraktiker. Er machte Rönt-
genaufnahmen und behandelte den Rücken, was die Schmerzen etwas linderte.

Am 3. Juli ging ich dann zu meinem Arzt. Er untersuchte
mich und schickte mich an drei aufeinanderfolgenden Tagen
zu einem Physiotherapeuten. Die Schmerzen gingen zurück,
wenn auch nicht dauerhaft.

Am 10. Juli hatte ich immer noch Schmerzen und ging wieder zu meinem Arzt. Er gab mir weitere Schmerztabletten
und schickte mich wieder zum Röntgen. Diesmal wurde der
Lendenbereich geröntgt. Zusätzlich wurde mit einem speziellen Gerät der untere Rücken abgetastet. Außerdem schickte er
mich wieder zu einem Physiotherapeuten. Dies brachte ein
wenig Linderung.

Am 13. Juli hatte ich immer noch Schmerzen. Mein Arzt
verschrieb mich an einen Spezialisten, der eine Magnetreso-
nanztomographie (MRT) des Rückens durchführen sollte. In

dieser Zeit bekam ich auch zwei weitere chiropraktische Behandlungen und brauchte täglich zwei Schmerztabletten.

Meine Frau erinnerte sich daran, daß sie in Dr. Julian Whitakers *Health and Healing Newsletter* (Band 5, Nr. 3, März 1995) von Ihrem Buch *Rückenschmerzen und Arthritis* (im amerikanischen Original) gelesen hatte. Sie ging in eine Buchhandlung und kaufte das Buch. Ich führte direkt die von Ihnen vorgeschlagenen Übungen durch und begann, Wasser zu trinken. Binnen einer Stunde war mein Rücken schmerzfrei und ist es auch geblieben.

Was mich – außer den Schmerzen, die ich hatte – wirklich aufregt, ist folgendes:

Arztrechnung für drei Besuche	$ 150
Sechs Besuche beim Physiotherapeuten	$ 650
Röntgen und spezielles Abtasten	$ 209
Chiropraktiker, Röntgen (drei Besuche)	$ 155
Magnetresonanztomographie	$ 543
Klinikbesuch	$ 129

Die Gesamtforderungen für eine nur unbedeutende Schmerzlinderung belief sich also auf $ 1836.

Ihr Buch und die Anleitungen darin kosteten bei weitem weniger, und Sie haben mir quasi mit nur einer Behandlung fast augenblicklich Linderung verschafft.

(...)

Dorman J. Bryce
Salem, Oregon, USA

Kapitel 4

Rheumatischer Gelenkschmerz

Wenn Sie in einem Ihrer Gelenke, seien es die Wirbelgelenke, die Finger- oder Handgelenke oder auch die Knie- oder Knöchelgelenke, Schmerzen bekommen, die kommen und gehen, und der Schmerz von Mal zu Mal länger anhält, sollte Ihr erster Gedanke sein: „Mein Körper braucht dringend Wasser." Diese erste Annahme sollte nach der bisherigen Lektüre dieses Buches eine „Kardinalpflicht" sein. Meine Veröffentlichungen zur klinischen wie auch wissenschaftlichen Forschung zeigen, daß chronische Schmerzen des Körpers häufig Anzeichen chronischen Wassermangels (Dehydration) sind.

Nach unserem 20. Lebensjahr verlieren wir allmählich unser Durstgefühl. In der Folge gerät unser Körper in einen Zustand ständigen Wassermangels, ohne noch in der Lage zu sein, diesen allmählich zunehmenden Wassermangel wahrzunehmen. Der Körper verfügt nicht über ein Wasserspeichersystem, auf das er in Zeiten des Wassermangels zurückgreifen kann. Wenn der Körper auf den erhöhten Wasserbedarf in einer bestimmten Körperregion (aufgrund einer bestimmten Funktion, die ausgeführt werden muß) reagieren muß, greift er auf das Wasser innerhalb der Zellen zurück. Ebenso ist reines Wasser, das Sie trinken, bestrebt, in die Zellen zu gelangen: Es verläßt also den Blutkreislauf und bahnt sich einen Weg in die Zellen.

Es gibt ein vorbestimmtes Muster, nach dem das vorhandene Wasser an die entscheidenden Organe verteilt wird: An erster Stelle steht die Leber; die gesamte Nahrung und Wassermenge, die der Körper aufnimmt, wird zuerst in der Leber verarbeitet. Das Gehirn, das bei einem durchschnittlich großen Menschen etwa 1/50 des Körpergewichts ausmacht, empfängt etwa achtzehn bis zwanzig Prozent des Gesamtkreislaufes des voll mit Sauerstoff angereicherten Blutes. Die Lungen erhalten hundert Prozent des nicht mit Sauerstoff angereicherten Blutes, in dem außerdem zu hundert Prozent die Konzentration an Nahrung und Wasser enthalten ist, die vorher die Leber passiert hat. Wenn der Körper an Wassermangel leidet, fließt zu stark konzentriertes Blut durch die Lungen.

Cholesterin

Die Organe und Körperteile, die stetig mit Blut versorgt werden, werden mit geringerer Wahrscheinlichkeit an einer Wasserunterversorgung zu leiden haben, auch wenn sie durch anhaltende Austrocknung des Körpers am Ende immer weniger Wasser zur Verfügung haben und dies zu einem Dauerzustand wird. Die Ansammlung von Cholesterin in den Arterien ist ein Teil der Strategie, mit der der Körper versucht, eine Entwässerung zu bewältigen. Eine gesteigerte Produktion von Cholesterin sowie das Vorhandensein von Cholesterin in den Arterienwänden sind chemische Mechanismen, mit denen der Körper auf den verringerten Wasserdurchfluß an den Innenseiten der Gefäßwände reagiert.

Wenn Sie vor den Mahlzeiten Wasser trinken, um zu verhindern, daß sich das Blut verdickt , sinkt der Cholesterinspiegel im Blutkreislauf. Eine relativ große Menge Wasser (ca. 1/3 bis

1 / 2 Liter), eine halbe Stunde vor der Mahlzeit getrunken, wirkt sich erstaunlich positiv auf den Cholesterinspiegel aus.

Gelenkknorpel und Blutversorgung des Knochens

Die Organe und Körperteile, die am meisten unter einer Unterversorgung mit Wasser leiden, sind diejenigen ohne direkte Versorgung durch Gefäße. Die Körperteile, deren Versorgung vom Durchsickern von Gewebeflüssigkeit durch ein anderes Organ abhängig sind, tragen den größten Schaden. Sie werden nicht ausreichend versorgt, da das Mittlerorgan die Durchlaufwege des Wassers blockiert. Gute Beispiele für diesen Zustand sind die Gelenkknorpel (siehe Abbildungen 28 und 29) und die Bandscheiben.

Die Mechanismen der Wasserversorgung der Bandscheiben habe ich bereits erläutert. Jetzt will ich versuchen, das grundlegende Problem der Versorgung dieser Gelenkknorpel zu erklären. Unzureichend mit Wasser versorgte Gelenkknorpel sind die Wurzel aller rheumatischen Gelenkschäden und der mit ihnen verbundenen Schmerzen, sei es in den Finger-, Knie- oder Wirbelgelenken.

Bedenken Sie, daß es von Natur aus keinen funktionierenden „toten" Teil im Körper gibt. Alle Körpergewebe, einschließlich der Knochen, Knorpel und auch der Bandscheibenkerne sind aus lebenden Zellen zusammengesetzt, die funktionstüchtig bleiben und Tochterzellen produzieren müssen (eine Ausnahme sind die Gehirnzellen, die erst ersetzt werden, wenn sie abgestorben sind), damit das jeweilige Organ wirkungsvoll arbeiten kann. Abgestorbene Zellen und Gewebe werden von „Abfallsammlern" entsorgt und durch neue Zellen und

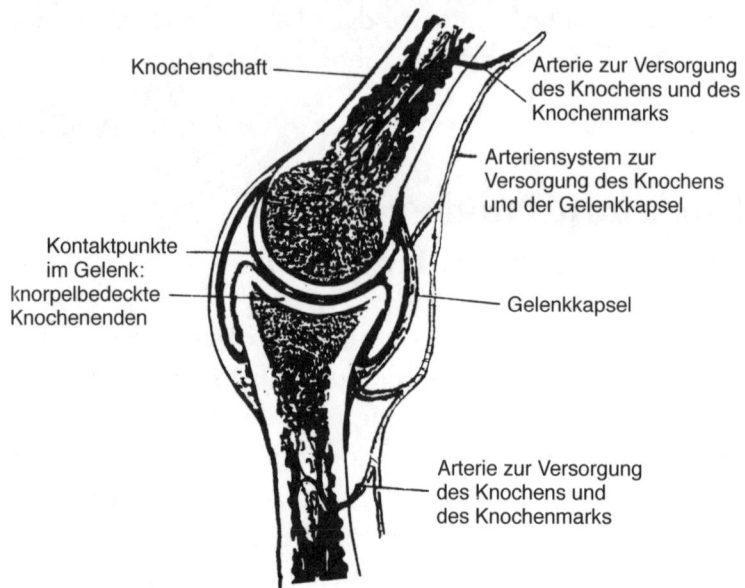

Knochenschaft —

Arterie zur Versorgung
des Knochens und des
Knochenmarks

Arteriensystem zur
Versorgung des Knochens
und der Gelenkkapsel

Kontaktpunkte
im Gelenk:
knorpelbedeckte —
Knochenenden

Gelenkkapsel

Arterie zur Versorgung
des Knochens und
des Knochenmarks

Abbildung 28: Am Modell eines gesunden Fingergelenkes sieht man die normale ar-
terielle Blutversorgung der Gelenkgegend. Die zur Kapsel führende Arterie kann sich
weiten, damit die weichen Gewebe mit mehr Blut versorgt werden können. Die
Funktion der Arterie, die durch den Knochenschaft verläuft, wird durch die Größe ih-
res Durchganges beeinflußt.

neues Gewebe ersetzt. Damit das Gewebe am Leben bleiben
kann, benötigt es an erster Stelle Wasser als solches und an zwei-
ter Stelle das Wasser, das es durch die Nahrung aufnehmen
kann.

Die Knochenverbindungen der Finger, Hände und fast aller
Gelenke, die Bewegung ermöglichen, sind durch Knorpelpol-
ster voneinander getrennt, die fest an der Knochenoberfläche
haften. Die Knochenenden, an denen sich die Knorpel befinden, sind dünn; die Wand des Knochenschaftes dagegen besteht
aus stärkerem und dickerem röhrenartigem Knochen.

Die Arterie zur Versorgung des Knochens dringt in den
Knochen ein und verzweigt sich dort in engen Knochenkanäl-

chen. Diese Knochenkanälchen wirken wie Zwangsjacken, die nicht erlauben, daß sich die Gefäße weiten, auch wenn sie sich eigentlich weiten und die Blutversorgung der Region verstärken könnten (durch die starre Größe ihres Durchgangskanals ist die den Knochen versorgende Arterie in ihrer Funktion eingeschränkt, wohingegen die Arterie zur Versorgung der Gelenkkapsel zu stärkerer Blutversorgung fähig ist – da ohne „Zwangsjacke"; siehe auch oben, Abbildung 28).

Jeder Knochen des Skeletts verfügt nur über eine (sehr selten über zwei) Arterien, die diesen Knochen versorgen. In den Hohlräumen hat die Natur das System zur Herstellung der Blutzellen beherbergt – hier werden rote sowie sämtliche Arten der weißen Blutkörperchen hergestellt. Die Natur räumt der Produktion dieser Zellen eine Vorrangstellung ein, deren viele verschiedenen Funktionen vollständig von Wasser abhängig sind. Bei Wassermangel ist nicht genügend Wasser vorhanden, um den Bedarf der Knorpel an den Knochenenden zu decken (siehe Abbildung 29). Das System zur Blutbildung erfüllt seine vorrangige Stellung indes mit Hilfe spezieller aktiver Kationenpumpen, die Wasser in die sich ausdehnenden Blutzellen hineinzwängen, welche zu mindestens 75 Prozent aus Wasser bestehen müssen.

Flüssigkeit in den Gelenken

Neueste Forschungen haben gezeigt, daß sich in den weichen Geweben und in den Knorpeln der Gelenke sehr feine Nerven befinden, die fast nur aus einer Faser bestehen. Dies deutet darauf hin, daß eine direkte Verbindung zwischen Gelenk und Nervensystem besteht. Wenn die Gelenkknorpel weder Wasser noch Nahrung aus dem Blutkreislauf in den Knochen beziehen

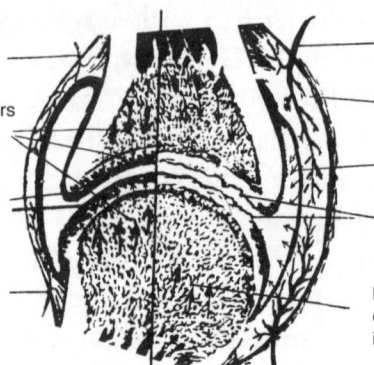

Arterie, die die Gelenkkapsel versorgt (normale Größe)

Fließrichtung des Wassers zum Knorpel in einem ausreichend mit Wasser versorgten Körper

Gesunde Knorpeldecke auf den Knochenenden des Gelenks

Arterie, die die Gelenkkapsel versorgt (normale Größe)

Vergrößerte Gelenk-kapselarterie

Entzündete und geschwollene Gelenkkapsel

Wasser- und Proteinzufuhr durch die Gelenkkapsel in das Gelenk

Unregelmäßige Knochen-enden nach Degeneration der Knorpelmasse

Reduzierter Wasserfluß durch das Knochenmark in einem dehydratisierten Körper

Ein ausreichend mit Wasser versorgter Körper

Ein dehydratisierter Körper

Abbildung 29:
Die linke Seite der Zeichnung zeigt den normalen „Fluß" des Wassers und aller Nähr-stoffe zur Knorpelschicht, die die Gelenkknochen bedecken.
Die rechte Seite zeigt einen verminderten Wasserfluß in Richtung der schützenden Knorpelschicht durch den Knochen. Die arterielle Versorgung der Kapsel wird ver-stärkt möglich, was zu Schwellungen des Gelenks führt. Dieser Weg der Nährstoff-versorgung ist für das im Wachstum befindliche Ende der schützenden Knorpelschicht nicht vollkommen effektiv: Starke Aktivität des Gelenks schädigt dann den Knorpel und legt den Knochen frei. Die Folge sind bleibende Schäden des Knochens.

können, beginnt die arterielle Versorgung der Gelenkhülle und der Gelenkkapsel sich zu erweitern (siehe oben, Abbildung 29), damit Flüssigkeit für die Pump- und Saugtätigkeit des Vaku-ums vorhanden ist, wenn das Gelenk sich bewegt.

In diesem Vorgang finden wir noch ein weiteres meisterhaf-tes Wirken der Natur, das im allgemeinen als sterile Gelenkent-zündung bezeichnet wird (wobei steril hier „nichtinfektiös" be-deutet). Da die Blutversorgung der Gelenkoberflächen langsam vor sich geht, die Knorpelzellen aber aus lebendem Gewebe be-stehen und Sauerstoff benötigen, hat die Natur in einigen dieser entzündlichen Zellen ein System der Sauerstoffbildung einge-richtet. Diese Fähigkeit zur lokalen Sauerstoffbildung dient zwei Aufgaben: zum einen der Bakterienabwehr; zum anderen werden jene Zellen mit Sauerstoff versorgt, die an der betroffenen Stelle vorbeiziehen oder in den Knorpelpolstern eingeschlossen sind. Dies ist ein Notsystem, durch das die isolierte Gelenkregion mit Sauerstoff versorgt wird.

Solange keine Blutung zu befürchten ist, sollte die entstandene Gelenkflüssigkeit nicht entfernt werden. Wenn sie klar ist, kann sie bedenkenlos im Gelenk bleiben. Gelenke, denen die Flüssigkeit entzogen wurde (das gilt vor allem für die Kniegelenke), regenerieren sich nicht so schnell wie Gelenke, denen die Flüssigkeit nicht entzogen wurde.

Ebenso wichtig ist es, die Anwendung entzündungsvorbeugender Medikamente auf ein vernünftiges Maß zu reduzieren – das gilt vor allem für jene Mittel, die die Fähigkeit der entzündlichen Zellen beeinflussen, an der betroffenen Stelle Sauerstoff zu erzeugen.

Die meisten anfänglichen Gelenkschmerzen verschwinden, nachdem man sich zielgerichtet ein wenig bewegt hat: Das durch die Gelenkbewegung entstehende natürliche Vakuum bildet dann möglicherweise den Mechanismus, durch den das Gelenk mittels der Gefäße im weichen Gewebe der Gelenkoberfläche mit Wasser versorgt wird.

Allerdings entstehen auch durch die Erweiterung und Verschiebung der Blutversorgung Schmerzen (siehe oben und Abbildung 29).

Die Schmerzsignale sind Anzeichen für folgende Aspekte:

1. Die betreffende Körperregion oder das Gelenk ist dehydratisiert und erhält nicht die erforderliche Menge an Flüssigkeit aus den Knochen.
2. Das „Rangiersystem", welches das Gelenk mit Wasser und Nährstoffen versorgt, ist aktiv.
3. Das Gelenk sollte nicht beansprucht werden, bis es wieder ausreichend mit Wasser versorgt ist und bis der

Gelenkknorpel, der großem Verschleiß ausgesetzt ist, aus seinen eigenen Ressourcen repariert worden ist. Dieser letzte Aspekt ist besonders wichtig und sollte immer mitberücksichtigt werden.

Das Reparatursystem des Knorpels

Das Reparatursystem des Knorpels kann ausschließlich aus den Zellen der Knorpelbasis gebildet werden. Dieses sind die Zellen, die mit dem Knochen verbunden sind. Die Kontaktflächen des Knorpels, die aneinander reiben – auch wenn die Versorgung mit Wasser und Nährstoffen ausreichend ist – können nicht die permanente Schutzschicht bieten, die sich normalerweise durch den mit dem Knochen verbundenen Knorpel bildet.

Wenn die Anzeichen des Wassermangels in der Gelenkknorpelmasse nicht als solche erkannt und wenn zusätzlich noch Schmerzmittel eingenommen werden, kommt es unmittelbar zu einer Abhängigkeit von dieser Art der Behandlung – auch wenn die Tabletten scheinbar eine Lösung des Problems bieten. Noch wichtiger ist allerdings die Tatsache, daß dieser falsche Behandlungsansatz zu einer permanenten Schädigung der Knorpel zwischen den Gelenkknochen führen kann. Die Knorpelmasse wird stellenweise absterben, und die Knochenoberfläche wird direktem, ungeschütztem Kontakt ausgesetzt.

Auf diese Weise bilden sich Osteoarthritis (eine Gelenkentzündung mit Beteiligung des Knochens) und Gelenkdeformationen – also irreparable Gelenkerkrankungen (siehe oben, Abbildung 29). Noch schwerwiegender können die Nebenwirkungen der chemischen Medikamente sein. Sie können chemisch-physiologische Komplikationen hervorrufen, die in extremen Fällen zum Tod durch schwere Blutungen in der Bauchhöhle führen können. Jährlich sterben Tausende an den Folgen eben dieser Komplikation, hervorgerufen durch die Einnahme von sogenannten Schmerzmitteln bei rheumatischer Arthritis.

Rheumatischer Gelenkschmerz: ein Anzeichen für Wassermangel

Der menschliche Körper ist das Ergebnis einer perfekt zusammengesetzten, riesigen Masse verschiedener Systeme. Wir können uns den Körper als ein fest zusammengeschnürtes Paket unendlich vieler verschiedener Systeme vorstellen, die durch die verborgenen Kräfte des Wassers zusammengehalten werden.

Ein guter Vergleich ist vielleicht eine Gesellschaft, die durch ihr Währungssystem zusammengehalten wird. In der amerikanischen Gesellschaft sind die Indikatoren einer Depression in der Ölindustrie oder auf dem Immobilienmarkt ein Hinweis, daß die gesamte Wirtschaft des Landes von diesen Defiziten betroffen sein wird.

Wenn Wassermangel im Körper sich zum Beispiel in den Fingergelenken bemerkbar macht, ist dies ein Zeichen dafür, daß auch andere Körpersysteme früher oder später signalisieren werden, daß sie in Mitleidenschaft gezogen sind.

Zwischen dem anhaltenden Effekt der Dehydration und dem Stadium, in dem der Körper sich bemerkbar macht, besteht ein zeitlicher Abstand – ähnlich einer Firma, die Geschäfte mindern und Mitarbeiter entlassen wird, wenn sie unter den bisherigen Bedingungen nicht mehr effektiv arbeiten kann und wenn sie Kredite aufnehmen oder den Bankrott erklären muß, weil der Cash-flow zurückgeht.

Stellen Sie sich das Fingergelenk wie eine Firma innerhalb eines großen Konzerns vor. Bekommt es zu wenig Wasser, muß es von den anderen Teilhabern im System Wasser borgen. Das Körpersystem verfügt über ein wirkungsvolles Verteilungssystem, das dieses lokale Wasserbedürfnis erkennt und das Gelenk mit überschüssigem Wasser versorgen kann. Diese ausgleichenden Maßnahmen werden automatisch ausgeführt; sie werden nicht bewußt wahrgenommen.

Ginge es nach unserer bewußten Entscheidung, so würden wir die Last der Bewegung immer auf die Hand- und Beingelenke legen. Dies übersteigt aber oft die Funktion und die Belastbarkeit der Gelenke. Das Schmerzsignal fungiert als Alarmsystem für das Bewußtsein, seine Anweisungen zu drosseln, bis es die korrekte Übersetzung des chronischen Schmerzsignals wahrnehmen kann, das das Gelenk im großen System „Körper" aussendet.

Die Medizin konzentriert sich ausschließlich auf die festen Bestandteile des Körpers (also auf nur 25 Prozent der Körpermasse). Sie ignoriert dabei die bedeutende Rolle des Wasseranteils (75 Prozent). Den praktischen Ärzten fehlt häufig die gründliche Kenntnis der Signalsysteme, die mit dem Stoffwechsel in Verbindung stehen und die auf die Fehlregulierung des Wassers im Körper aufmerksam machen. Sobald Ärztinnen und Ärzte anfangen, sich mit den wissenschaftlichen Erkenntnissen auf diesem speziellen Gebiet vertraut zu machen – so zeigt sich –, verändert sich die medizinische Praxis innerhalb sehr kurzer Zeit zugunsten der Patientinnen und Patienten. So lange allerdings müssen sich die einzelnen interessierten Betroffenen selbst das Wissen über die Zeichen aneignen, mit denen ihr Körper ihnen Wassermangel signalisiert.

Rheumatischer Gelenkschmerz ist ein direktes Signal für den Wassermangel einer bestimmten Stelle im Körper. Wird die Wasserzufuhr den individuellen Bedürfnissen des Körpers bewußt und regelmäßig angepaßt, verschwinden diese Schmerzen in den meisten Fällen. Eventuell geht auch die lokale Schwellung der Gelenkoberflächen vollständig zurück. Von größerer Bedeutung ist jedoch, daß die Gelenkstruktur anfängt, sich selbst zu reparieren, sofern die Deformation des Gelenks nicht schon sehr weit fortgeschritten ist.

Der ganze Körper profitiert von der richtigen Umsetzung des Signals „Wassermangel". So verschieden Körper sind, so unterschiedlich sind auch die ersten Anzeichen, mit denen sie auf Wassermangel aufmerksam machen.

Wenn Sie in der Vergangenheit noch kein anderes Signal oder Anzeichen ihres Körpers für Wassermangel empfangen haben und jetzt an chronischen rheumatischen Gelenkschmerzen leiden, können Sie davon ausgehen, daß die „Rangiersysteme" für den Blutkreislauf Ihres Körpers jetzt auf einen Wassermangel in den Gelenken aufmerksam machen. Die unterversorgten Gelenke beanspruchen dann einen größeren Teil des Wassers, das für den gesamten Körper zur Verfügung steht. In Ihrem Fall heißt das, daß – wenn der Schmerz keinen anderen Grund hat (zum Beispiel eine Verletzung oder Infektion) – dieser Schmerz als beginnendes Signal für Wassermangel im Körper verstanden werden sollte.

Eine einfache und gesunde Lösung: Wasser

Sie sollten täglich nicht weniger als eineinhalb bis zwei Liter Wasser trinken. Diese Wassermenge sollten Sie über den Tag verteilt zu sich nehmen: ein Glas voll eine halbe Stunde vor den Mahlzeiten und ein Glas voll zweieinhalb Stunden nach jeder Mahlzeit. Die restliche Wassermenge kann über den ganzen Tag verteilt werden.

Diese Art der Wasseraufnahme hat sich auch bei der Behandlung von Geschwüren als klinisch wertvoll erwiesen. Ich habe mehr als 3000 Patienten, die an solchen Symptomen litten, mit der oben erwähnten Wasserkur behandelt (auch Schmerzen aufgrund von Verdauungsstörungen können ein Signal sein, mit dem der Körper Durst meldet; siehe auch *Literatur* im Anhang).

Es sollte erkannt werden, daß der Prozeß der vollständigen Wasserversorgung des Körpers auch bei ausreichender Wasserzufuhr langsam vonstatten geht. Es kann einige Zeit dauern, bis die vollständige Rehydration der Zellen vollzogen ist. In jedem Fall sollte das Durstgefühl immer gestillt werden, auch wenn die empfohlene Kur regelmäßig befolgt wird. Mit gesteigerter Wasseraufnahme reagiert der Körper mit einem sensibleren Durstempfinden auf die Entwässerung des Körpers.

Der folgende Brief wird hier wiedergegeben, um an einem individuellen Fall zu zeigen, daß selbst der entsetzliche Schmerz, den die Bechterewsche Krankheit verursacht, mit Wasser und ein wenig Salz erfolgreich behandelt werden kann.

Dr. F. Batmanghelidj
Global Health Solutions
PO Box 3189
Falls Church, VA 22043, USA

18. März 1996
Lieber Dr. Batmanghelidj,
hier schicke ich Ihnen meine Reaktion auf Ihre Anfrage, in welcher Weise mir Ihr Buch *Wasser – die gesunde Lösung* (im amerikanischen Original) geholfen hat.
Ich habe eine Buchbesprechung beigefügt, die ich für meine Zeitung *Straws in the wind* geschrieben habe. Die Besprechung bedarf keiner zusätzlichen Erklärung; allerdings möchte ich Ihnen meine persönlichen Erfolge mitteilen: Nachdem ich vor einem Jahr mit der Wasser-Salz-Kur begon-

nen habe, bin ich nach wie vor von den Schmerzen befreit, die mir die Bechterewsche Krankheit zuvor bereitet hatte. Mein Blutdruck ist ebenfalls normal.

Ich danke jeden Tag dafür, daß ich mit Ihrem großartigen Buch endlich frei von Schmerzen sein kann. In einer Klinik sagte man mir 1965, daß es „für meine Form der Arthritis keine Möglichkeit der Heilung" gebe. (...)

Mit freundlichen Grüßen

Ihr Lloyd Palmer

(Verleger)

Kapitel 5

Weitere Ausführungen

Dieses Kapitel gilt dem Ziel, den Ansatz dieses Selbsthilfebu-
ches auszuführen und die haltungsbedingte natürliche Kraft
des Vakuums innerhalb der Bandscheiben detaillierter zu be-
schreiben. Die knappen Informationen auf den vorhergehen-
den Seiten werden aufgegriffen und weiter ausgeführt. Auch in
diesem Kapitel gilt die Einladung: Lassen Sie sich von Fach-
worten nicht abschrecken, sondern erfassen Sie die Wirkungs-
zusammenhänge und Ihre eigene Handlungsmöglichkeit.

Haltung wirkt auf die Bandscheiben

Die vorliegende Anleitung zur Selbsthilfe beschäftigt sich mit
dem Wissen der Physiologie, der Logik der Anatomie und den
Gesetzen der Physik. Aufgrund dieser breiten Grundlage kann
sie sowohl zur Linderung beitragen, als auch vor einer Verwir-
rung durch falsche Interpretationen schützen. Dieses Buch
kann sich leisten, kurz zu sein, ohne seinen Wert zu schmälern.
Es wendet lediglich wissenschaftliche Erkenntnisse an, und
zwar bei einem einfachen, wenn auch weit verbreiteten gesundheitlichen Problem, dem häufig vorgebeugt werden kann.

Die Methode der gesunden Ausrichtung der Bandscheiben und die unten erläuterten wissenschaftlichen Erklärungen sind das Ergebnis langjähriger Forschung und über 25 Jahren persönlicher Anwendung dieses Verfahrens. Anfangs litt der Autor selbst unter Ischiasschmerz und schließlich unter der Lähmung seines rechten Beines.

Die wissenschaftlichen Erklärungen sind das Ergebnis von mehr als zehn Jahren zeitintensiver Erforschung des Schmerzphänomens, von denen zwei Jahre und sieben Monate der klinischen Auswertung der Auswirkungen von Wasser auf jene Beschwerden, die gemeinhin als Reizmagen bezeichnet werden, gewidmet waren. Diesen Untersuchungen folgten mehr als acht Jahre konstanter theoretischer Erforschung der Schmerzphysiologie. Das Hauptaugenmerk galt dabei der Suche nach den Ursachen der Schmerzentstehung, nicht den Techniken der Schmerzauswertung.

Der Autor hat seine wissenschaftlichen Ansichten in einschlägigen medizinischen Zeitschriften veröffentlicht (siehe *Literatur*). Heute ist es dringend notwendig, eben diese einfachen Erklärungen zur Bedeutung von Schmerz der breiten Öffentlichkeit zugänglich zu machen. Es sind die Kranken und Leidenden, die unbedingt eine leichter verständliche Version der bislang von den Medizinern verbreiteten Informationen benötigen. In einem nächsten Schritt können sie dazu beitragen, sich und ihre Ärzte von dem Interessenkonflikt zu befreien, der die Heilkunst in eine „Gesundheitsindustrie", eine kommerzialisierte Medizin, umgewandelt hat.

Der wissenschaftliche Lösungsansatz und die zugehörigen Erklärungen sind sehr einfach. Die Öffentlichkeit und die Menschen, die unter chronischen Schmerzen leiden, sind letztlich aufgerufen, über den Nutzen des Wissens zu urteilen, das in diesem Buch präsentiert wird.

Dieses Buch dient Laien, die ihre Beschwerden verstehen

und ihnen vorbeugen möchten. Ihnen werden einfache Erklärungen ihrer gesundheitlichen Probleme an die Hand gegeben – sie sollen in der Lage sein, selbst zu erkennen, wann sie die Hilfe eines Arztes in Anspruch nehmen müssen.

Es sollten aber keine Mißverständnisse über den Zweck dieses Buches entstehen. Was hier dargestellt wird, sind Informationen über ein verbreitetes Problem, die vielen Patienten zugute kommen können. Wenn Sie sicher sind, daß Ihre Rücken- und Ischiasschmerzen mit einer Schädigung Ihrer Bandscheiben im Zusammenhang stehen, werden Ihnen die folgenden Informationen helfen. Sollten andere physiologische Störungen vorliegen, die zunächst Bandscheibenprobleme zu sein scheinen und die sich mit den hier empfohlenen einfachen Linderungs- und Präventionsmaßnahmen nicht beheben lassen, müssen Sie professionelle Hilfe in Anspruch nehmen.

Was ist Schmerz?

Neurophysiologen ordnen „Schmerz" als Empfindung ein. Internisten versuchen, die Bedeutung dieser „Empfindung" anhand der genauen Stelle, seiner Intensität und seinem Anhalten zu bewerten. Kürzlich wurde die Annahme geäußert, daß die subjektiven Beschreibungen der Patienten für eine grundlegende Auswertung des Schmerzphänomens nicht ausreichen. Es herrscht also die Meinung vor, daß das Empfinden eines Betroffenen kein ausreichendes Kriterium für die Auswertung seines Schmerzes sei. Es werden Tabellen und Diagramme erstellt und verschiedene Beschwerden anhand einer Skala bewertet. Wieder einmal muß das individuelle Schmerzempfinden mit statistischen Kriterien übereinstimmen, damit ihm überhaupt Bedeutung zugemessen wird.

Mit anderen Worten: Die Kraft der eigenen Wahrnehmung wird in den Hintergrund gedrängt; es wird ein besser „sichtbarer" (= offensichtlicherer) Ansatz gesucht. Wenn Ihre Beschwerden sich nicht innerhalb der statistischen Norm befinden, dann existiert – nach dieser medizinischen Sicht – Ihr Schmerz „nur in der Einbildung", oder Ihre Beschwerden weichen von der Norm ab und passen daher nicht zu den einschlägigen, aktuell gängigen Methoden der Diagnose und Behandlung.

Wir werden uns keiner dieser Argumentationsweisen anschließen. Auf den folgenden Seiten finden Sie meine Ansichten zum Phänomen „Schmerz" und eine kurze Darstellung seiner Ursachen. (Weiterführende Informationen zu beiden Themen finden Sie in den angegebenen englischsprachigen Aufsätzen in der *Literatur*.)

Ursachen von Rückenschmerzen

Ursachen von Rückenschmerzen können sein:
1. Schmerzen, die von weichem Gewebe ausgehen:
   - weiche Gewebe, die direkt mit der Wirbelsäule verbunden sind (zum Beispiel Muskeln, Sehnen und Bänder)
   - weiche Gewebe und Organe, die nicht mit der Wirbelsäule verbunden sind (zum Beispiel Nieren und Blinddarm)
2. Schmerzen, die auf Knochenprobleme zurückgehen:
   - vererbte Fehlbildungen der Knochenstruktur der Wirbelsäule
   - chronische Beschwerden oder solche, die durch Überbeanspruchung entstehen (zum Beispiel Verschleiß der Gelenkfacetten)
   - akute Verletzungen (zum Beispiel Brüche).

Über achtzig Prozent aller Rückenschmerzen beginnen mit Muskelkrämpfen. Die übrigen rund zwanzig Prozent der Fälle haben möglicherweise schon ein ernstes Stadium des zugrundeliegenden Krankheitsbildes erreicht.

Kreuzschmerzen sind Anzeichen für eine Fehlfunktion innerhalb der weichen Gewebe, die schließlich zu Bandscheibenverschleiß und in der Folge zu einer Schädigung der Knochenstruktur in dieser Region führen wird. Das spezielle Problem dieser Kreuzschmerzen finden Sie in diesem Buch kurz erklärt.

Die Zelle

Alle Körpergewebe und Organe bestehen aus einzelnen Zellen. Die Masse der Zellen läßt sich in verschiedene Untergruppen oder Kategorien unterteilen – Zellgruppen verschiedener Kategorien bilden die verschiedenen Strukturen des Körpers. Jede Zelle – gleichgültig, an welcher Stelle im Körper sie sich befindet – entwickelt nur eine spezialisierte Unterfunktion, die in Übereinstimmung mit der spezifischen Art und den Anforderungen des jeweiligen Gewebes steht. Gleichzeitig behält sie aber auch ihre unspezifischen Eigenschaften.

Alle Körperzellen haben eine äußere Membran oder „Haut". Diese Membran isoliert den Inhalt der jeweiligen Zelle und verhindert, daß der Zellinhalt sich mit der Flüssigkeit oder Lösung, die die Zelle umgibt, vermischt. Im System des Blutkreislaufs ist diese Flüssigkeit das Blut (das selbst eine Gewebeart ist); außerhalb der Blutgefäße sind die Zellen von Zwischenzellflüssigkeit umgeben.

In erster Linie dient die Flüssigkeit, die die Zellen umgibt,

als Lösungssubstanz für die Mineralstoffe, die in ionischer
Form vorliegen (der reinsten Erscheinungsform eines Ele-
ments): Nahrung – in Form von Aminosäuren, Zucker und
Kohlenhydraten und natürlich Sauerstoff – wird zur Zelle
transportiert.

Die Zwischenzellflüssigkeit dient als Lösungsmittel und
Transportsystem für die Nebenprodukte des Zellstoffwechsels
und die dabei entstehenden Substanzen. Die Mineralien – zum
Beispiel Natrium, Kalium, Kalzium und Magnesium, die oft
als Kationen bezeichnet werden – befinden sich in einem fein
ausbalancierten Gleichgewicht zwischen intrazellulärem (in
der Zelle befindlich) und extrazellulärem (außerhalb der Zelle
befindlich) Raum. Die Energie und Funktionsfähigkeit der
Zellen ist in hohem Maße abhängig vom Grad der Beweglichkeit dieser Mineralien in der intra- und extrazellulären Flüssigkeit.

Diese Anlage der Zellfunktion geht, evolutionsgeschichtlich
gesehen, zurück auf eine Phase der Existenz im Wasser, in einer
Art „Ursuppe". Ein Fötus lebt in seiner intra-uterinen Ent-
wicklungsphase in einer ähnlichen flüssigen Umgebung – abge-
sehen von seiner Nahrungs- und Sauerstoffversorgung durch
die Nabelschnur.

Säuregrad und Zelle

Jeder von uns leidet von Zeit zu Zeit unter Muskelermüdung
und den darauf folgenden Schmerzen: Der Schmerz wird
durch überschüssige Milchsäure verursacht (unter den gleichen
Umständen finden sich auch Phosphorsäure, Kalium und
Histamin stark vermehrt im Muskelgewebe). Der Milchsäure-
überschuß entsteht, wenn die Muskeln so beansprucht werden,

daß die Sauerstoffversorgung in der betroffenen Muskelregion nicht ausreicht, um ein physiologisches Gleichgewicht aufrechtzuerhalten. Ein funktionelles Gleichgewicht (innerhalb einer gesunden Norm) wird als Homöostase bezeichnet.

Azidose und Alkalose werden die beiden Enden eines sehr sensiblen Balanceaktes genannt, mit dem der Körper verhindert, daß das Säuregleichgewicht in eine Richtung „umkippt". Auf der Säureskala wird die Anzahl von Säure- oder Wasserstoffionen und/oder Alkali- oder Hydroxylionen gemessen. Die Werte 7 bis 1 auf dieser Skala bilden den sauren Meßbereich (1 = sehr sauer). 7 ist neutral, 7 bis 14 alkalisch (14 ist der höchste Meßwert im alkalischen Bereich). Diese Skala wird als pH-Skala bezeichnet. Der gesunde pH-Wert (die Konzentration der Wasserstoffionen im Körper) für den menschlichen Körper befindet sich im alkalischen Bereich. Der Inhalt einer normalen Zelle (Zytosol) ist immer alkalisch, der pH-Wert beträgt etwa 7,4. Wenn sich dieser Wert in die „saure" Richtung verändert und viele Zellen durch diese Veränderung in Mitleidenschaft gezogen werden, dann sind dies Anzeichen für eine relative Azidose. Von einer Azidose sprechen wir normalerweise, wenn der pH-Wert des Blutes saurer wird. Es besteht allerdings auch die Möglichkeit, daß sich eine lokale Azidose bildet. Dies ist dann der Fall, wenn der Blutfluß zu einer aktiven Körperregion – zum Beispiel Muskelgewebe oder übermäßig beanspruchtes Fasergewebe – gering ist.

Die Schmerzempfindlichkeit der Nerven

Alle Körpergewebe sind mit Nervenenden ausgestattet. Diese Nervenenden können verschiedenen Aufgaben dienen: zum Beispiel die Regulierung unserer Bewegungen, die

Aufrechterhaltung der Körperhaltung oder die „Auswertung" von Sinneseindrücken wie Hitze, Berührung oder Schmerz.

Vielleicht haben Sie schon einmal etwas über Adrenalin gelesen, eventuell auch über das adrenerge System, und in diesem Zusammenhang über Acetylcholin und das cholinerge System im zentralen und peripheren Nervengewebe. Es existiert außerdem noch das serotonerge System mit dem Transmitter Serotonin. Zunehmend besteht wissenschaftliche Übereinstimmung darüber, daß alle Schmerzempfindungen innerhalb dieses Systems im Gehirn ausgewertet werden. Selbst Betäubungsmittel, wie zum Beispiel Morphium und Heroin, hinterlassen ihre Wirkung, indem sie dieses System manipulieren.

Das serotonerge System ist in allen Körpergeweben reichlich vertreten: in Haut, Gelenken, Muskeln, Gefäßsystem und zu großen Teilen auch im Gehirn selbst. Seine Rolle bei der Regulierung der Körperphysiologie und in der Koordination aller verschiedenen Funktionen in anderen Systemen wird gegenwärtig erforscht.

Man nimmt an, daß die serotonergen Nervenenden in Körperregionen hoher Aktivität über den pH-Wert sensibilisiert werden, wenn die Blutversorgung unzureichend ist, um die Zellen mit genügend Wasser zu versorgen – das heißt, sie halten die verschiedenen Funktionen aufrecht im Hinblick auf ein physiologisches Gleichgewicht. Dieses System ist auch für die Wahrnehmung von Temperaturschwankungen zuständig.

Stoffe, die Schmerz auslösen

Im Körper wirkt das Enzym Präkallikrein. Durch eine lokale Veränderung des pH-Werts kann diese Substanz in Kallikrein umgewandelt werden; Kallikrein hat die Fähigkeit, die Kininogene in Kinine umzuwandeln. Wenn diese Kinine mit den Nervenenden in Berührung kommen, können sie Schmerzen auslösen. Man nimmt an, daß dieses Phänomen verantwortlich ist für den Schmerz, der mit der Laktazidose des Muskelgewebes zusammenhängt. Dies kann sich in untrainierten Beinmuskeln nach ausdauernder Bewegung bemerkbar machen, auch in der Lendenwirbelmuskulatur, wenn die Haltung immer wieder über lange Zeit nicht verändert wird, oder bei einer Körperhaltung, durch die eine bestimmte Muskelregion übermäßig beansprucht wird (das ist zum Beispiel der Fall, wenn die Rückenmuskeln ständig versuchen, eine schlechte Haltung der oberen Körperhälfte im Verhältnis zur Schwerkraft zu korrigieren). Das natürliche Ziel der Kininproduktion besteht darin, die lokalen Gefäße zu erweitern und die Zirkulation in der Körperregion zu steigern. Gleichzeitig schränken die Kinine die lokale Muskelaktivität ein, indem sie Schmerz erzeugen.

In lebendem Gewebe muß konstant ein fein abgestimmter pH-Wert aufrechterhalten werden (neutral = etwa 7,4). Da die Zellmembran in jedem Gewebe auch als Ionenbarriere funktioniert, hat die Natur Ionenpumpen konstruiert, die den pH-Wert regulieren. Abhängig von den jeweiligen Funktionen, die jede Zelle auszuführen hat, kann sie mehrere tausend dieser Pumpen besitzen. Sie bestehen aus komplexen Proteinen, von denen jedes eine spezielle Affinität zu einem bestimmten Ionenpaar aufweist. In jüngster Zeit veröffentlichte Forschungsberichte haben zum Beispiel gezeigt, daß eine bestimmte dieser Pumpen Wasserstoffionen gegen Natriumionen austauscht.

Die Ionen auf der „Zufuhrseite" fungieren als Auslöser oder Schalter für die Pumpensteuerung. Wenn also der Gehalt von Wasserstoffionen (= Säure) in der Zelle ansteigt, beginnen die Pumpen, ihre Leistung zu steigern: Wasserstoffionen treten aus der Zelle aus, und Natriumionen dringen in die Zelle ein. Es ist

notwendig, daß diese Pumpen ausgewogen arbeiten: Wenn eine
Substanz aus der Zelle hinausbefördert wird, muß eine andere
Substanz dieses Element ersetzen und zu diesem Zweck in die
Zelle transportiert werden.

Andere Pumpen verrichten genau die gleiche Arbeit, allerdings mit dem Unterschied, daß hier Natriumionen gegen Ka-
liumionen ausgetauscht werden; Natrium wird aus der Zelle
entfernt und Kalium wird in die Zelle hineingepreßt. Die Kal-
ziumionen im Körper werden auf ganz ähnliche Weise reguliert. Diese Pumpen steuern den Elektrolythaushalt und das
Ionengleichgewicht in den Körpergeweben. Dies ist für alle
Funktionen innerhalb der Zellen absolut notwendig – auch für
die Aufrechterhaltung der normalen Dichte der Knochenstruktur.

Freies Wasser

Im Körper findet keine aktive Funktion statt, ohne daß dafür
Energie aufgewandt wird (durch Umwandlung von Adenosintriphosphat, kurz: ATP). Es scheint, als ob die Energieum-
wandlung für die oben genannte Pumptätigkeit durch „freies
Wasser" ermöglicht wird.

Wasser ist in zwei verschiedenen Formen im Körper vorhanden. Es gibt osmotisch gebundenes oder „inaktives" Wasser
(Wasser, das von einem anderen Stoff im Körper beansprucht
wird) und osmotisch aktives oder „freies" Wasser (Wasser, das
für eine neue Aufgabe beansprucht werden kann). Dieses freie
Wasser wirkt als Energiequelle für die Kationen- oder Ionenpumpen.

Der Wert des freien Wassers im Körper läßt sich mit dem
ausgewogenen Cash-flow eines Wirtschaftsbetriebes gleichset-

zen: Es hält alles am Laufen. Je mehr freies Wasser verfügbar ist, desto effektiver sorgen die Pumpen für ein Gleichgewicht im Ionenhaushalt.

Forschungen zeigen deutlich, daß Durstempfinden kein verläßliches Instrument des Körpers zur Feinregulierung des Wassergehalts darstellt. Mit wachsendem Alter können wir uns auf dieses Empfinden immer weniger verlassen, und man kann chronisch dehydratisiert sein, ohne es zu bemerken. Die Körperzellen sind dann im Vergleich zu den vorangegangenen Lebensjahren „trockener"; und unter solchen Umständen ist es möglich, daß der Gehalt des „freien Wassers" im Körper nicht ausreicht, um die genannten Kationenpumpen wirkungsvoll zu betreiben und deren optimale Leistung aufrechtzuerhalten. Die Verdichtung von Wasserstoffionen im Gewebe verursacht Schmerzen, da der Bedarf an freiem Wasser größer ist als die Menge, die das Gewebe zur Verfügung stellen kann. Diese Art von Schmerz signalisiert einen Mangel an „freiem Wasser" – man könnte sagen, sie bedeutet Gewebedurst.

Diese Art Schmerz können Sie behandeln, indem Sie regelmäßig Wasser zu sich nehmen, auch wenn Sie keinen Durst haben – mindestens anderthalb Liter Wasser täglich. Es ist absolut notwendig, daß Sie dieses beachten, da sonst die immer „trockener" werdenden Zellen im alternden Körper ihre Funktionsfähigkeit nach und nach verlieren werden.

Genau genommen führt erst die schrittweise Verschiebung des Verhältnisses von „freiem Wasser" im Zellinneren und Wasser außerhalb der Zellen kontinuierlich zu den äußeren Alterungsprozessen und zu Funktionsverlusten. Im Alter beobachtet man eine Verschiebung des „freien Wassers" von vorher intrazellulär nach extrazellulär. Bei Zwanzigjährigen beträgt das Verhältnis von Wasser außerhalb der Zellen und dem Wasser im Zellinneren etwa 0,8 bis 0,9. Bei Siebzigjährigen beträgt dieses Verhältnis dagegen 1,1. Dieser Prozeß behindert ein wirkungsvolles Funktionieren der Zellen in den „trockeneren" Körperregionen.

All dies ist die Folge davon, daß man nicht durstig genug ist, um die Zellen durch Trinken das ganze Leben hindurch mit genügend Wasser zu versorgen. Die Bandscheiben tragen den größten Schaden durch diesen Versorgungsnotstand davon, weil sie nicht über einen Blutkreislauf verfügen, der sie mit Nährstoffen und Sauerstoff versorgt. Die Zellen, aus denen die Bandscheibe besteht, benötigen allerdings Sauerstoff, damit sie ihre Funktionen aufrechterhalten können.

Durch den Druck, den das Körpergewicht auf die Bandscheibe ausübt, wird klares Serum aus dem Bandscheibenkern heraus und durch die osmotische Kraft und die Kraft des Vakuums in ihn hinein gepumpt, wodurch letztlich doch eine Art von Kreislauf im Bandscheibengewebe stattfindet. Wenn Sie regelmäßig Wasser trinken, verdünnen Sie das Blut und steigern damit die osmotische Kraft der Bandscheibensubstanz. Die Bandscheibe hat dann eine bessere Chance, vollständig mit Wasser versorgt zu werden.

Sobald die Wasserversorgung erhöht wird, können die Enzyme und Eiweiße im Körper wirkungsvoller arbeiten, Versorgung und Reparatur des Gewebes können wirkungsvoller geschehen.

Noch einmal: Kreuzschmerzen sollten durch die zielgerichtet erhöhte, regelmäßige Aufnahme von Wasser behandelt werden. Der Schmerz, der in den weichen Geweben des Körpers entsteht, muß als Zeichen erkannt werden, daß eine akute unzureichende Versorgung der betroffenen Körperregion mit Flüssigkeit und Nährstoffen besteht. Bewegung kurbelt den lokalen Nährstoff- und Wasserkreislauf an.

Die Bedeutung der Bandscheiben im menschlichen Körper

Der menschliche Körper ist eine einzigartige Struktur. Wenn man sich einerseits Gedanken über die Gesetze der Schwerkraft macht und sich andererseits das Gewicht des eigenen Körpers und die Leistung der Stellen vergegenwärtigt, die dieses sich durch Bewegung ständig verlagernde Gewicht abstützen, dann muß man schon zugeben, ein sehr kompliziertes Funktionssystem zu beherbergen: ein System, das die physikalischen und chemischen Gesetze versteht und umsetzt und das gleichzeitig eine individuelle Entschlossenheit und Energie ermöglicht. Feste Stoffe, die wir zu uns nehmen, können in Gedanken und Ideale umgewandelt werden – das ist ein ganz und gar erstaunliches Phänomen, wenn man genauer darüber nachdenkt. Allerdings muß man dieses System pfleglich behandeln, denn schließlich besteht es aus zarten, weichen und zerbrechlichen Einzelteilen.

Eines dieser zarten, weichen und zerbrechlichen Einzelteile des Körpers ist die Bandscheibe: Sie trägt das Körpergewicht, dämpft Stöße ab und hält Gelenke zusammen. Das Rückgrat besteht aus 24 einzelnen Wirbeln; zwischen diesen knochigen Gebilden befinden sich 23 weiche Bandscheiben.

Bei gesunden Menschen ist die Neigung zu Bandscheibenproblemen größer als die Gefahr des Auftretens aller anderen Gesundheitsprobleme. Bandscheibenschäden stellen weltweit das größte gesundheitliche Problem dar. Sobald jemand Bandscheibenprobleme bekommt, geht er entweder zu einer Allgemeinärztin, einem Orthopäden, einer Chiropraktikerin oder zu einem Krankengymnasten. Als Lösung wird in schweren Fällen entweder eine Operation oder aber das Einrenken der Bandscheibe angeboten; in einigen Fällen mag dem Patienten

Bettruhe die erwünschte Linderung bringen. Welche dieser Methoden er anwendet, hängt davon ab, wie stark die Beschwerden sind.

Keine dieser Behandlungsweisen läßt ein wirkliches Verständnis oder Begreifen der Bandscheibenphysiologie erkennen. Dementsprechend kann innerhalb dieser Methoden auch keine folgerichtige Lösung gefunden werden, die ein Verständnis der komplexen Eigenschaften der Bandscheiben ermöglicht. Diese Eigenschaften sind als lebenswichtiges Merkmal bei allen Wirbeltieren (also auch des Menschen) im Verlaufe der Evolution wiederzufinden. Dies gilt vor allem für jene Wirbeltiere, die sich vom Vierfüßler zu aufrecht stehenden zweibeinigen menschlichen Wesen entwickelten. In der „aufgerichteten" Anatomie des menschlichen Körpers dient die Bandscheibe als wesentlicher gewichtstragender Bestandteil der Wirbelsäule. Bei den Vierbeinern hingegen muß der Großteil des Gewichts nicht von den Bandscheiben abgefedert werden.

Glücklicherweise finden sich in der anatomischen Formation des menschlichen Rückgrats dieselben Sicherheitsmechanismen und Regenerationsfähigkeiten wie bei den Vierbeinern. Wenn Menschen sich dieser anatomischen Besonderheit bewußt werden, sollte ihnen das dabei behilflich sein, ihre Bandscheiben zu pflegen und deren Eigenschaften vollständig zu nutzen. Dann kann man sich ohne unnötige Beschwerden und Besorgnis auf ihre volle Leistungsfähigkeit verlassen. Im folgenden Abschnitt erfahren Sie, wie das geschieht.

Die Wirbelsäule

Bevor wir ins Detail gehen, wollen wir uns etwas gründlicher mit einigen Bestandteilen der Wirbelsäulenanatomie und deren Funktionsweise beschäftigen.

In der Halsregion befinden sich sieben Wirbel, der Brustwirbelsäulenabschnitt besteht aus zwölf Wirbeln, und weitere fünf Wirbel bilden die Lendenwirbelsäule – den unteren Teil der Wirbelsäule. Anatomisch gesehen war auch das Sakrum (Kreuzbein), das die beiden Hälften des Beckens verbindet, ursprünglich nicht ein Teil, sondern bestand aus mehreren Wirbeln, die mit der Zeit allerdings zu einer festen und sehr wichtigen Verbindung zwischen den unteren Lendenwirbeln und dem Becken verschmolzen. Das anatomische „Schwanz"-Rudiment besteht aus einer Anzahl kleiner perlenartiger Knochen und ist mit dem unteren Ende des Sakrums verbunden. Dieses Rudiment wird als Steißbein bezeichnet. Die kleinen „Knochenperlen" bieten dem weichen Gewebe Halt, das das Rektum umgibt. In Abbildung 1 (siehe Seite 32) sehen Sie die Proportion der verschiedenen Wirbelsäulenregionen.

Ich will Sie noch auf zwei weitere Punkte aufmerksam machen: zum einen auf die je nach Abschnitt verschieden geformten Krümmungen der Wirbelsäule und zum anderen auf die proportionale Veränderung der Wirbelgröße vom Hals abwärts. Die Bedeutung der Krümmungen werde ich später erläutern. Die Wirbel sind verschieden groß, da sie sich auf diese Weise optimal und flexibel an die sich stets verändernden Anforderungen an ihre Tragfähigkeit anpassen können. Der erste Halswirbel muß das Gewicht des Kopfes tragen, während der unterste Lendenwirbel das Gewicht von Kopf, Hals, Brustkorb und Bauchhöhleninhalt tragen muß – also einen beträchtlichen Teil des gesamten Körpergewichts. Die Wirbelsäule abwärts

müssen also die Wirbel jeweils breiter und dicker werden, um
das Gewicht der zunehmenden Körpermasse stützen und tragen zu können, die auf jede Bandscheibe und die Oberfläche jedes Wirbelknochens drückt.

Allerdings ist das noch nicht alles. Diese Knochen müssen
mit Kräften zurechtkommen, die viel größer sind als die tat-
sächliche Körpermasse, die sie stützen. Bei jeder Bewegung
vergrößert sich die Kraft dieses Gewichts – wie stark sie ist,
hängt von der Art der Bewegung ab. Beim Rennen vergrößert
sich das Gewicht zum Beispiel auf fast das zweieinhalb- bis
dreifache. Nach den Gesetzen der Physik entsteht bei jeder Aktion eine gleiche und eine entgegengesetzte Kraft.

Im Fall des Körpergewichts bedeutet dies folgendes: Jedesmal, wenn eine bestimmte Kraft entlang der Wirbelsäule nach
unten geleitet wird und den Fuß und den Boden erreicht, wird
eine gleich große Kraft über die festen Strukturen des Körpers
(Beinknochen, Wirbelsäule u. a.) in Richtung Kopf zurückge-
leitet (so wie ein Spiegel, der Licht zurückwirft). Allerdings
kommt durch die Bewegung noch ein Vielfaches an Körpergewicht zu dieser Kraft hinzu. Der für dieses Phänomen ge-
bräuchliche Begriff ist „reaktive Kraft".

Glücklicherweise ist die Natur weise – sie arbeitet wie eine
perfekte Ingenieurin. Wäre dies nicht der Fall, würde folgendes
passieren: Würde die Kraft einer Person mit siebzig Kilo Körpergewicht die Wirbelsäule entlang abwärts geleitet, an
Schwung gewinnen und sich wieder aufwärts bewegen, so
würde das Gehirngewebe im Schädel nach wenigen Schritten
pulverisiert werden. Die Natur hat dieses Problem gelöst, indem sie auf jeder Ebene des Körpers Krümmungen konstruiert
hat, welche die Kräfte, die die Knochenstrukturen durchlaufen,
auflösen und verteilen. Dies ist das Wunder der Natur; es ist einer komplizierten Ingenieurleistung vergleichbar – wobei hier
ausschließlich einzelne Zellen als „Baumaterial" verwendet

wurden, die zudem mit der erstaunlichen Fähigkeit ausgestattet sind, über viele Jahre Verschleißerscheinungen im Dienste des eigenen Lebens auszugleichen.

Lassen Sie uns im Folgenden betrachten, wie die Natur die Probleme löst, die durch die Bewegung des Körpergewichts ausgelöst werden.

Gewicht und Bewegung

Stellen Sie sich vor, Sie lassen einen Ball aus Ihrer Hand im freien Fall zu Boden fallen. Er wird auf den Boden aufprallen und nach oben springen. Dabei wird er allerdings nicht ganz die Höhe erreichen, aus der er ursprünglich fallengelassen wurde. Der Ball wird noch einige Male auf und ab hüpfen und dann auf dem Boden liegenbleiben. Abhängig von der Härte des Bodens und der Spannung des Balles wird ein Teil der beim Aufprall erzeugten Energie vom Boden und dem Material des Balls absorbiert. Aus diesem Grund erreicht der Ball nach dem Aufprall nie zweimal nacheinander die gleiche Höhe. Ein schwerer Stein, den Sie auf den Boden fallenlassen, absorbiert die gesamte Kraft und bleibt am Boden liegen. Ein zerbrechlicher Gegenstand, zum Beispiel aus Glas, würde zerbrechen.

Der menschliche Körper unterliegt den gleichen natürlichen Gesetzen wie Ball, Stein oder Glas. Er hat jedoch die Fähigkeit entwickelt, die Energie des Aufpralls durch verschiedene Konstruktionen zu dämpfen: durch das Fußgewölbe, die Hüfte (durch die Stellung des Hüftknochens und die feste Verbindung des Rückgrats mit dem Becken verfügt die Hüftstruktur über freitragende Eigenschaften), die kreisförmige Struktur des Beckens, den elastischen und gleichzeitig polsternden Effekt der Bandscheiben zwischen den Wirbelknochen und schließlich

durch die sprungfederähnlichen Eigenschaften der Krümmungen des Rückgrats (siehe Abbildung 1, Seite 32). In den folgenden Abschnitten erfahren Sie, wie dies genau geschieht.

Der Fuß und sein Gewölbe

Eine der wichtigsten Funktionen der Füße – neben der Tatsache, daß sie die wichtigste Kontaktstelle zwischen dem Boden
und der Körpermasse darstellen – sind ihre sprungfederähnlichen Eigenschaften.

Abbildung 5 (siehe Seite 36) zeigt die Kontaktstellen zwischen Spitze und Ferse des Fußes und dem Boden. Als Verbindung dieser beiden Teile des Fußes dient ein dickes Band
(Faserband), das als spannungsabsorbierende Feder dient und
eine dämpfende Wirkung auf die Kraft ausübt, mit der das Körpergewicht an den Boden gedrückt wird und die durch Bewegung wieder den Körper aufwärts wandert. Dieses Faserband
hält auch die Wölbung des Fußes aufrecht. Die Kraft des Gewichts bei Bewegung kann sich also nur noch in eingeschränk-
tem Maße auf den Körper übertragen.

Das ist übrigens auch der Grund, warum Menschen mit
Senkfüßen nur mit Schwierigkeiten laufen und rennen können.
Aus dem gleichen Grund ist es sehr wichtig, die Fußwölbung
durch richtiges Schuhwerk zu schonen und zu schützen.

Beckenanatomie und Kraftverteilung

Beckenanatomie und Kraftverteilung

Falls Sie sich jemals für Sportschießen interessiert haben, dann werden Sie wissen, daß das Material hinter der Scheibe, in dem die Munition landet, spezielle Eigenschaften haben muß. Wenn die Wucht der Kugel nämlich jedesmal dieselbe Stelle durchdringen könnte, würde das Material nach kurzer Zeit zerstört werden. Ein paar erfinderische Menschen haben über dieses Problem nachgedacht. Sie haben ihren Kenntnisreichtum eingesetzt und ein „Behältnis" für die Geschosse geschaffen, in dem eine Anzahl von spiralförmigen Strukturen enthalten ist, die die Kugel umlenken indem sie sie in eine kreisförmige Bewegung versetzen, bis sie zur Ruhe kommt. Die Wucht des Geschosses bekommt nicht genügend Oberflächenschwung, um Schaden anzurichten.

Diese Beschreibung entspricht einem natürlichen physikalischen Sachverhalt: Wenn eine Kraft auf ein rund geformtes Objekt trifft, wird die Kraft kontinuierlich umgeleitet. Der menschliche Körper nutzt dieses Naturgesetz bis ins kleinste Detail an jeder Stelle, an der es gilt, Kraft oder Druck „aufzulösen". Das beste Beispiel – gleichzeitig ein Beispiel für eine sehr erfolgreiche Anwendung dieser körperbezogenen Ingenieurleistung der Natur – finden wir in der hochkomplizierten Schädelkonstruktion.

Das gleiche Muster finden wir auch in der Konstruktion des Beckens und der Bandscheiben, die jederzeit unmittelbar auftreffende Kräfte ausgleichen müssen. In den Abbildungen 6 a und b (siehe Seiten 37–38) sehen Sie die Form des Beckengürtels und – in grober Darstellung – die Art, in der die Kraft verteilt und in kleinere Krafteinheiten aufgeteilt wird. Zur selben Zeit, in der das Körpergewicht abwärts gerichtete Energie erzeugt, erzeugt die Wucht, mit der diese Kraft den Boden trifft,

eine Krafteinheit, die sich an der Wirbelsäule entlang aufwärts
bewegt. Im Ruhezustand sind diese Kräfte minimal; in Bewegung, zum Beispiel beim Springen, Laufen und Gehen, nehmen sie um ein Vielfaches zu. Die größte Wucht dieser Ge-
wichtskraftverteilung trifft die Lendenwirbelregion, also jene
Körpergegend, die – im doppelten Sinne – die größte Last zu
tragen hat und am anfälligsten für Beschwerden ist (siehe Abbildung 27, Seite 73).

In diesem Zusammenhang wird es sicher deutlich, warum es
notwendig ist, als von Rückenschmerzen Betroffene oder Be-
troffener die wichtigsten Fakten über die eigene Anatomie zu
verstehen. Sobald man die wesentlichen Funktionen der Lendenwirbelregion versteht, kann man dazu beitragen, die normale Leistungsfähigkeit dieser Körperregion zu erhalten. Der
Körper hat seine Entwicklung vom Vierfüßler zum praktisch
begabten, aufrecht gehenden Lebewesen erfolgreich gemeistert.

Die Beziehung zwischen Bandscheiben und Wirbeln

Ein Blick auf die Abbildungen 2, 3 und 4 (siehe Seiten 33–35)
verdeutlicht uns einige wichtige Aspekte zur Beziehung zwischen Bandscheiben und Wirbeln.

Der Wirbel besteht aus einem Wirbelkörper und einem Vor-
sprung an der Wirbelrückseite, der Dornfortsatz genannt wird.
Die Dornfortsätze aller Wirbel werden durch dicke Faserbänder und Muskeln zusammengehalten; zusätzlich befinden sich
an beiden Seiten noch knöcherne Tragepunkte. Jeder Dornfortsatz teilt sich in eine V-förmige Gabel, die an zwei Stellen mit
dem Wirbelkörper verbunden ist. Das Ergebnis dieser Form ist
ein Kanal, der an der Körperrückseite verläuft. Indem die Bän-

der die knochigen Teile der jeweils benachbarten Wirbel nach oben und unten miteinander verbinden, bilden sie einen vollständig bedeckten und gut geschützten Kanal, der das Rückenmark beherbergt. Hier befinden sich auch die Spinalnerven, die sich in die verschiedenen Gewebe hinein verzweigen, geschützt von der zerebrospinalen Flüssigkeit, die den Kanalhohlraum ausfüllt.

Abbildungen 2 und 3 bieten eine grobe Darstellung der Beziehung zwischen der Anatomie des Rückgrats und den Wirbeln. Der Wirbelkörper hat eine leichte Hohlform, in die sich die Bandscheibe mit ihrer Unterseite hineinschmiegt, während die Bandscheibenoberfläche vom über ihr liegenden Wirbel schützend bedeckt wird.

Abbildung 3 zeigt die Öffnung (das Zwischenwirbelloch; Foramen intervertebrale), durch die die einzelnen Nerven vom Rückenmark abgehen und den fibrösen (das heißt bindegewebigen) Schlauch (auch „Duralsack" genannt) passieren, der das Rückenmark umgibt und den knöchernen Rückenmarkskanal vom Hals bis zum untersten Wirbel auskleidet. Der Rückenmarkskanal schützt den wichtigsten anatomischen Teil des Körpers sowie auch die zerebrospinale Flüssigkeit, die die Nervengewebe (das Gehirn und das Rückenmark) umgibt. Der Nerv, der durch das Foramen (die seitliche Öffnung) austritt, und das Rückenmark sind erfahrungsgemäß auch für Bandscheibenprobleme anfällig. Wenn nun Bandscheiben oder Wirbel ihre Position verändern und sich dieses schädigend auf das weiche und empfindliche Nervengewebe auswirkt, kann das – abhängig vom Ausmaß des Einflusses – zu lokalem oder fortgeleitetem Schmerz, bei fortschreitender Verschlimmerung sogar zu Lähmungen der von den betroffenen Nerven versorgten Muskeln führen.

Die Bandscheibe und ihre Aufgaben

Die Abbildungen 3 und 4 (siehe Seiten 34, 35) vermitteln Ihnen eine Vorstellung der Position und der Beziehung zwischen Bandscheibe und Wirbeln. Die Bandscheibe besteht aus einem äußeren Faserknorpelring (Anulus fibrosus) und einem inneren Gallertkern (Nucleus pulposus). Die Bänder des Anulus fibrosus verschmelzen mit der Knochenoberfläche an den Wirbelseiten, nicht aber mit der Knochenvorderseite. Der Nucleus pulposus besteht aus lebenden Zellen; fadenförmige Proteinmoleküle sind in eine wasser- und salzhaltige Gelatinemasse eingebettet.

Dieser Gallertkern absorbiert übrigens 75 Prozent allen Drucks, den das Gewicht der über ihm liegenden Körpermasse ausübt. Er dämpft auch die Erschütterungswellen, die durch das Rückgrat vom Boden aufwärts geleitet werden. Durch seine Fähigkeit, Wasser anzusammeln, wirkt dieser ballförmige Kern mit seiner viskös-elastischen Struktur den Auswirkungen der oben genannten Kräfte entgegen. Zusätzlich drückt der Bandscheibenkern noch gegen die vertikal ausgerichteten Bänder, die dabei wie elastische Federn wirken. Auch dies wirkt den Erschütterungswellen entgegen.

Die Bandscheibe hat verschiedene Funktionen

1. Die Bandscheibe sorgt durch ihren Kern für eine gleichmäßige Verteilung des Drucks, der durch Gewicht oder Belastung entsteht. Der Bandscheibenkern besitzt eine äußerst ausgeprägte Fähigkeit, Wasser zu absorbieren und eine sehr starke Spannung innerhalb des Bandscheibenraums aufzubauen (sie kann doppelt so stark sein wie der normale Blutdruck). Diese Spannung sorgt dafür, daß die Wirbel im richtigen Abstand zueinander bleiben.

Ist die Bandscheibe mit Wasser gut gefüllt, so ist sie in der Lage, verschieden verteilte Kräfte, die auf sie einwirken, auszugleichen. Die entsprechende Spannung verhindert auch, daß die Gelenkknorpel der kleinen Gelenkfacetten auf den beiden Seiten zwischen den Wirbeln in einem Maß gewichtstragend werden, daß Schaden entstehen würde. Schäden dieser Art können mit der Entstehung scharfkantiger Ausziehungen der Knochenränder beginnen; diese arthrotischen Ausziehungen der Gelenkfacetten können die Öffnung, durch die der Nerv austritt, blockieren und Schmerz verursachen. Ein Blick auf Abbildung 7 (siehe Seite 40) zeigt, daß auch die Knochenränder der Wirbelkörper gewichtstragend werden und auf diese Weise Schaden erleiden können.

Während der Nacht (wenn Sie liegen, befinden Sie sich in einer horizontalen Lage, in der die Bandscheiben kein Gewicht tragen müssen) absorbiert der Bandscheibenkern eine größere Wassermenge als am Tag und gewinnt an gesunder Spannung. Bei Tage, wenn der Körper sich in aufrechter Haltung befindet, preßt das Körpergewicht langsam das Wasser aus den Bandscheiben heraus. Dieses Wasser wandert in die Knorpelmasse, die den Bandscheibenkern bedeckt; durch kleine Öffnungen kann es in den Wirbelkörper eindringen und geht in den normalen Körperkreislauf über. Nicht nur das Gewicht der oberen Körpermasse übt konstanten Druck auf die Bandscheiben aus. Auch die Muskelgruppen an der Vorder- und Rückseite der Wirbelsäule (siehe Abbildung 8, Seite 43), die für die Körperhaltung verantwortlich sind, erzeugen einen konstanten Druck auf die Bandscheiben.

Ein weiteres natürliches Phänomen, das diese Strukturen zusammenhält, ist die sehr starke Vakuumkraft, die durch einen „Hafteffekt" verhindert, daß sich diese ansonsten lockeren Strukturen aus ihrem „Korsett" – den Muskeln und Bändern (siehe Abbildungen 4 und 8, Seiten 35, 43) – lösen. Spannung und Funktion dieser Muskeln und Bänder ermöglichen Haltung und flexible Aktivität, die die gesunde Stabilität und Krümmung der Wirbelsäule aufrechterhält. Normalerweise fängt der Bandscheibenkern 75 Prozent des Drucks ab, der auf den Bandscheiben lastet. Der faserige Teil der Bandscheibe trägt nur 25 Prozent des Gewichts. Der Kern überträgt dann einen Teil dieses Drucks auf den ihn umfassenden Faserring. Wenn dieser Faserkern gedehnt wird, hält er sowohl den Bandscheibenkern als auch die Gesamtstruktur der Bandscheibe straff und sorgt dafür, daß sie die Last des Gewichts abfangen kann.

2. Die Bandscheibe verhält sich wie ein natürliches „Kugellager" und ermöglicht den Wirbeln, sich in verschiedene Richtungen zu bewegen, da das Gelenk elastische Eigenschaften hat.

3. Die Bandscheibe dient als Puffer für die Kräfte, die sich am menschlichen Rückgrat auf und ab bewegen (Vierbeinern ermöglicht sie das Zusammenziehen und Auseinanderstrekken ihres Rückgrats beim Laufen und Springen).

4. Bei normaler Bandscheibenfunktion werden die Gelenkfacetten zu beiden Seiten der Dornfortsätze im richtigen Abstand voneinander gehalten. (Weiter oben habe ich beschrieben, wie dadurch Gelenkschäden verhindert werden.)

5. Die Bandscheibe sorgt dafür, daß das Foramen (Zwischenwirbelloch für den Durchtritt der Spinalnerven) genügend groß ist, damit der Nerv nicht behindert wird (siehe Abbildung 3, Seite 34).

6. Der Anteil der Bandscheiben an der Gesamtlänge der Wirbelsäule beträgt etwa 15 Zentimeter – das reine Knochengerüst der Wirbelsäule wird also etwa um eben diese 15 Zentimeter „verlängert". Der Schrumpfprozeß kann

im Laufe des Tages zu einem Größenunterschied von ein-einhalb bis zwei Zentimetern führen. Wenn Sie sich die Abbildung 4 (siehe Seite 35) genau ansehen, werden Sie fest-stellen, daß zwei dicke Bänder an der Vorderseite und an der Rückseite des eigentlichen Wirbelkörpers verlaufen.

An der Rückseite verschmelzen Bandscheibe und Faserband mit den Rändern der oberhalb und unterhalb gelegenen Wirbel; so bildet sich ein Anker oder eine Art Stützkorsett für die Bandscheibe und die beiden miteinander verbunde-nen Wirbel.

An der Vorderseite verschmilzt die Bandscheibe mit dem Band, aber nicht mit dem vorderen Wirbelrand. Das Band zieht sich aufwärts und abwärts und geht eine sehr feste Ver-bindung mit der Vorderseite der Wirbelkörper ein, spart jedoch die Wirbelränder aus. Diese Variation in der anatomi-schen Befestigung der Bandscheibe mit den Wirbeln be-stimmt die Funktion der Bandscheibe. Die Art der Befesti-gung schafft einen potentiellen Raum zwischen Bandscheibe und Wirbel an der Vorderseite, nicht jedoch an der Rück-seite. Wenn nämlich zwei Gewebearten im Körper nicht fest miteinander verbunden sind, entsteht zwischen ihnen ein potentieller anatomischer Zwischenraum. (Anstelle von Grays Anatomie habe ich an dieser Stelle die anatomische Definition übernommen, die Kapandij in seiner „Gelenk-physiologie" verwendet; vgl. *Literatur.*)

Die Bedeutung des potentiellen anatomischen Zwischenraums

Im Tierreich ist diese anatomische Besonderheit von großer Bedeutung. Wenn wir einen Hund, ein Pferd oder einen Hirsch beim Laufen beobachten, sehen wir, wie sie in der Laufbewegung ihren Körper zusammenziehen, sich mit den Hinterbeinen vorwärtsstoßen, sich in der Luft strecken und dann auf den Vorderfüßen landen. Dieses Zusammenziehen und Strecken bildet genau den Bewegungsablauf, der die schnelle Vorwärtsbewegung ermöglicht.

Beim aufrecht gehenden Menschen hat sich dieses Zusammenziehen und Strecken auf sehr komplexe Weise in die Gehbewegung umgewandelt. Der Mensch bewegt ein Bein vorwärts, läßt dabei das Körpergewicht auf dem hinteren Bein ruhen, um es dann auf das vordere Bein zu verlagern. Da die Position eines Wirbels im Verhältnis zu einem anderen veränderbar ist, kann er seine Bewegungsfähigkeit voll ausnutzen; und er ist in der Lage, die Gelenke in einem fließenden Bewegungsablauf zu strecken. Dies ist möglich, sofern die Wirbelränder frei beweglich sind und der potentielle anatomische Zwischenraum vorhanden ist – genau das ist der Grund, warum es ihn überhaupt gibt. Eine Komponente dieser Gehbewegung ist die Bildung eines temporären Vakuums im potentiellen anatomischen Zwischenraum.

Abbildung 30 zeigt die Verteilung der Krafteinheiten. Zwei entgegengesetzte und gleichartig angeordnete Kräfte verteilen sich gleichmäßig. Zwei entgegengesetzte Kräfte, die in einem Winkel auf die Bandscheibe auftreffen, verteilen sich eher in Richtung des offenen Winkels.

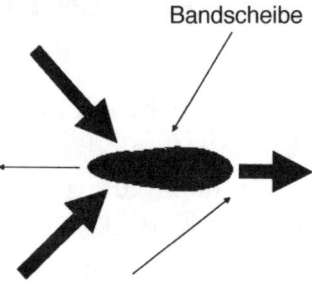

Zwei gleichförmig angeordnete Kräfte

Bandscheibe

Gleichmäßige Kraftverteilung

Zwei schräg auftreffende Kräfte

Bandscheibe

Ein größerer Teil der Kräfte wird in Richtung des offenen Winkels gedrückt

Abbildung 30: Diese beiden Skizzen zeigen die Verteilung der Kraft, die auf die Bandscheibe wirkt und Druck in Richtung des Rückenmarks oder Nervs ausübt. Grund können längere schlechte Haltung und / oder Druckverlust im Bandscheibenkern sein.

In einer Bewegung, die die Wirbel mit Kraft zusammendrückt, richtet sich ein großer Teil dieser Kraft nach hinten. Da es die Aufgabe der Bandscheibe ist, die Kraft weiterzugeben, würde sie sich zweifelsohne mit der Kraft bewegen, wenn sie frei beweglich wäre. Die Bandscheibe ist aber mit dem vorderen Längsband verbunden, das sich wie die Sehne eines Bogens verhält: So wie diese den Pfeil zieht, zieht das Längsband die Bandscheibe zurück.

Wasserversorgung der Bandscheibe durch das Vakuum

Das beschriebene Öffnen des potentiellen anatomischen Zwischenraums und das Strecken des stabilen vorderen Längsbandes, das den Raum zwischen den beiden Wirbeln bedeckt, dient dazu, die Kraft des zwischen den beiden Wirbeln befindlichen Vakuums zu optimieren. Die Kraft des Vakuums hält beide Strukturen zusammen. Wenn diese Kraft, die beträchtlich sein kann, an der Vorderseite des Zwischenwirbelraums wirkt, wird sie auch dabei behilflich sein, die Bandscheibe wieder in ihre normale Position zurückzuziehen.

Die Vakuumkraft hat aber noch eine weitere Funktion: Sie befördert Wasser aus dem umliegenden Gewebe in den Zwischenwirbelraum. Wir haben gesehen, daß der Druck einen Teil des wertvollen Wassers aus der Bandscheibe herauspreßt; nun läßt sich vermuten, daß das lokale Vakuum zu einem osmotischen Prozeß beiträgt, der es ermöglicht, der Bandscheibe wieder das benötigte Wasser zuzuführen.

Wir können weiter annehmen, daß die Kraft des lokalen Vakuums für die gesunde Wasserversorgung des Bandscheibengewebes (vor allem des Nucleus pulposus) sorgt und damit seine hydrostatischen Eigenschaften ermöglicht und daß alle nötigen Feinanpassungen auf natürliche Weise mit den Bewegungen des Körpers verknüpft sind.

Es ist übrigens möglich, daß die Vakuumkraft, falls ein gewisser Grad an lokaler Dehydration erreicht ist, unter bestimmten Umständen zu einer Gasabsonderung führt: Die Kraft des Vakuums verursacht dann eine Gasansammlung im Raum zwischen den Wirbeln.

Am Beginn dieses Buches wurde die Form der Wirbelsäule besprochen. Dort wurde gezeigt, daß die Wirbelsäule drei natürliche Krümmungen aufweist (Abbildung 1, siehe Seite 32, illustriert das), und erklärt, daß die Wirbelsäule wie eine Sprungfeder wirkt, damit Kopf und Gehirn wirkungsvoll geschützt sind: Dieser Effekt sorgt dafür, daß die durch die Bewegung erzeugten Kräfte und Druckverhältnisse nicht in Richtung Gehirn geleitet werden. Es wurde auch beschrieben, daß die Wirbelsäule sowie die Muskeln, die das Rückgrat umgeben, als Einheit wirken. Das bedeutet, daß sich die Muskeln jederzeit im Prozeß des Haltens und Loslassens befinden, um die aufrechte Haltung des Menschen im wahrsten Sinne des Wortes aufrecht zu erhalten, während die Bänder den festen Halt der Knochen sicherstellen.

Durch eine evolutionsbedingte allmähliche Drehung des Hüftgelenks und des Beckens hat der Mensch seine aufrechte Haltung erlangt. Der Preis für die aufrechte Haltung ist, daß die Bandscheiben einen großen Teil des Körpergewichts tragen müssen. Trotz dieser neuen Situation ist es dem Körper gelungen, einen minimalen Sicherheitsspielraum beizubehalten: Indem er sich an der Schwerkraft ausrichtet, die vor allem an der Körpervorderseite zieht, während die Rückenmuskeln eine aufrechte Haltung bewahren, bleibt eine minimale Öffnung zwischen den Wirbeln an der Vorderseite bestehen – vor allem in der Lendengegend. Mit anderen Worten: Die resultierende Kraft der verschiedenen Kräfte, die auf die Wirbelsäule einwirken, leiten den Druck in Richtung des offenen Winkels (siehe Abbildung 24, Seite 68). Auf diese Weise wird die physiologisch gesunde Position der Bandscheibe bewahrt.

Sollte dieser Winkel sich verändern und die Zwischenwirbelräume an der Rückseite der Wirbelsäule sich öffnen, so wird die gerichtete Kraft die Bandscheiben und Bandscheibenkerne nach hinten in Richtung des Rückenmarks und der aus den Foramina austretenden Spinalnerven drücken.

Hier sollte noch einmal bemerkt werden, daß eine Situation,

die den gesunden Zustand der Bandscheibe beeinträchtigt,
mehr als nur eine Bandscheibe in Mitleidenschaft zieht. Es
scheint – vordergründig gesehen – so zu sein, daß diese Symptome an einem einzigen Punkt im Körper entstehen, jedoch
zeigen nicht zuletzt postoperative Probleme sehr häufig ein
Krankheitsbild, das eine weit größere Region als die operierte
Bandscheibe betrifft.

Abbildung 31 skizziert eine gesunde Bandscheibe mit run-
dem und festem Bandscheibenkern, die sowohl den Nerven als
auch dem Rückenmark, das sich im Wirbelkanal an der Rückseite der Bandscheiben befindet, einen freien, geschützten
Durchtritt ermöglicht.

Abbildung 32 zeigt die gleiche Region, jedoch mit geöffne-
tem rückwärtigem Winkel.

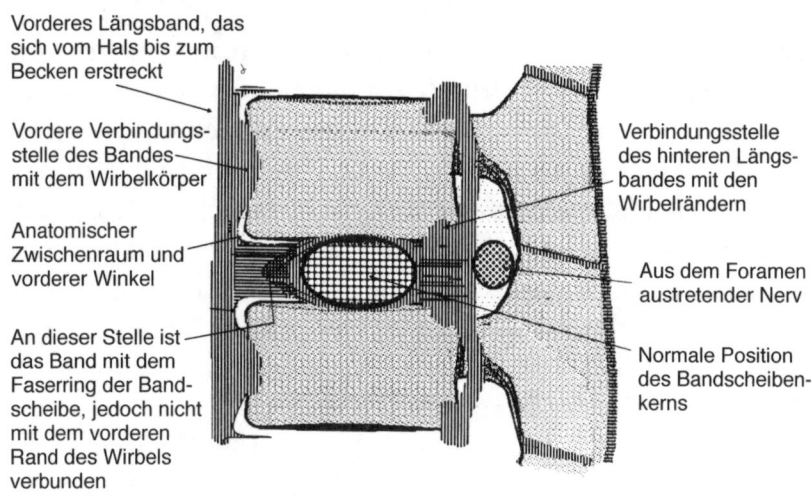

Abbildung 31: Skizze einer gesunden Bandscheibe mit einem runden Nucleus pulpo-
sus; es ist deutlich zu sehen, daß der Nerv das Foramen ungehindert passieren kann.

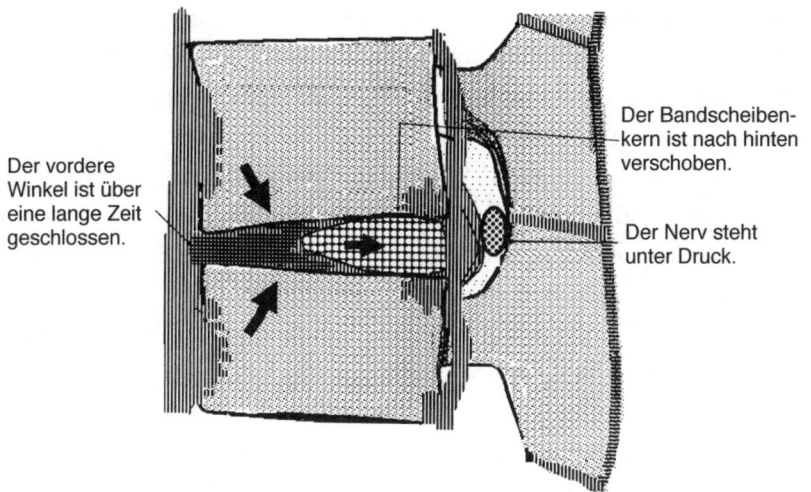

Der vordere Winkel ist über eine lange Zeit geschlossen.

Der Bandscheiben-kern ist nach hinten verschoben.

Der Nerv steht unter Druck.

Abbildung 32: Skizze einer Bandscheibe, die aufgrund des geschlossenen vorderen Winkels der Zwischenwirbelräume über eine längere Zeitspanne nach hinten gedrückt wird. Dies führt dazu, daß der Nerv gegen den knöchernen Teil des Foramens gedrückt wird.

Die gerichtete Kraft, die auf die Bandscheibe einwirkt, treibt diese in Richtung der Nerven und des Rückenmarks. Abhängig von Art und Dauer des Drucks kann die Bandscheibe schrumpfen und das hintere Längsband auf den Nerv oder das Rückgrat drücken. Dies kann so weit gehen, daß Schmerz entsteht oder ein Schwächegefühl in den Beinmuskeln auftritt. Unter bestimmten Bedingungen kann die Bandscheibe reißen, wobei der weiche Bandscheibenkern aus seiner Umhüllung heraustritt und spezifische Symptome verursacht.

Wenn die Bandscheibe nicht fester Konsistenz ist und der Bandscheibenkern nicht den größten Teil des auf ihm lastenden Drucks abfängt, kann es dazu kommen, daß der Faserring der Bandscheibe einen größeren Anteil der erzeugten Kräfte tragen muß. Dies kann sich auch auf die „Saugwirkung" des Vakuums auswirken, wenn bei einem plötzlichen Auseinanderziehen des oberen und unteren Wirbels ein Teil dieses Ringes dem einen und der andere Teil dem anderen Wirbel folgt. So entsteht ein Riß, den man medizinisch häufig nach plötzlicher Bewegung des Rückgrats diagnostiziert.

Abbildung 33 zeigt die korrigierende Wirkung, die entsteht, wenn die vorderen Wirbelränder in den Zwischenwirbelräumen geöffnet werden. Sämtliche Bandscheiben in dieser Region profitieren je nach Bedarf von der korrigierenden Wirkung des geöffneten Winkels der Zwischenwirbelräume. Die Skizze verdeutlicht zum einen, wie sich die Zugkraft auswirkt, die durch die Befestigung des Bandes an der Wirbelvorderseite entsteht, zum anderen zeigt sie, wie ein Freiraum zwischen den Wirbelkörpern und der Bandscheibe geschaffen wird, in dem ein Vakuum entsteht. Dieses Vakuum wird der Bandscheibe helfen, in ihre ursprüngliche Position zurückzukehren; gleichzeitig wird sie Wasser in diesen Raum ziehen und den Bandscheibenkern dabei unterstützen, sich bedeutend schneller wieder mit Wasser zu versorgen, als durch den normalen osmotischen Druck möglich ist.

Hypothetisch besteht die Möglichkeit, daß das Vakuum die Substanz des Nucleus pulposus selbst im Fall des Bandscheibenvorfalls (verursacht durch eine gerissene Bandscheibe) in ihre ursprüngliche Position zurückbefördern kann. Das Nachlassen des Schmerzes bei entsprechenden Übungen ist ein Anzeichen dafür, daß eine Einziehung der weichen Bandscheibenkernmasse möglich ist.

Die obige Erläuterung soll die Umstände verdeutlichen, die zu Bandscheibenproblemen führen können. Gleichzeitig soll bewußt gemacht werden, welche Krankheitsbilder aus einer geschrumpften Bandscheibe resultieren. Fassen wir die wichtigsten Punkte zusammen:

1. Der Wassergehalt der Bandscheibe, vor allem der Wassergehalt im Bandscheibenkern ermöglicht die Leistungsfähigkeit

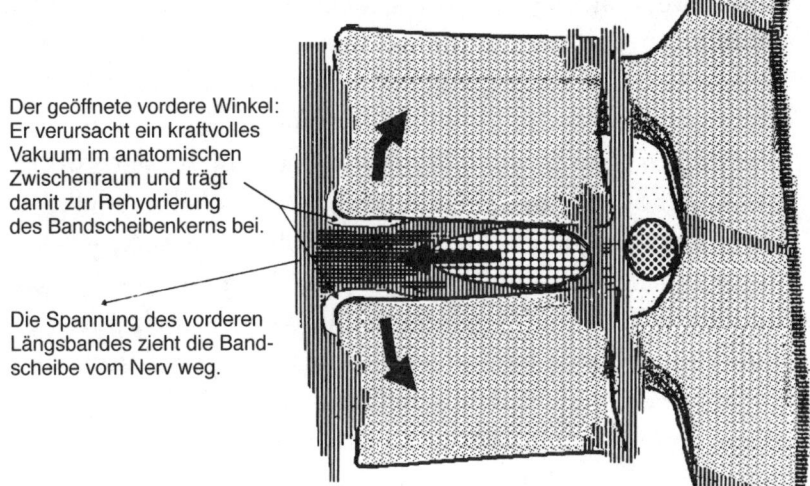

Der geöffnete vordere Winkel:
Er verursacht ein kraftvolles
Vakuum im anatomischen
Zwischenraum und trägt
damit zur Rehydrierung
des Bandscheibenkerns bei.

Die Spannung des vorderen
Längsbandes zieht die Bandscheibe vom Nerv weg.

Abbildung 33: Hier wird deutlich, was geschieht, wenn korrigierend der vordere Winkel zwischen den Wirbeln bewußt und mit Nachdruck geöffnet wird: Das vordere Längsband wird gedehnt; es muß sich in dieser Situation wie die Sehne eines Bogens verhalten und die Bandscheibe von der Öffnung weg ziehen. Gleichzeitig wird ein Vakuum erzeugt, das Wasser in den vorderen Zwischenraum zieht und so die Fähigkeit des Bandscheibenkerns, Wasser anzusammeln, unterstützt. Dieser korrigierende Vorgang wirkt sich auf alle Bandscheiben aus, die sich nicht mehr in ihrer normalen Position befinden.

der Bandscheibe als anatomische Struktur innerhalb der Wirbelsäule, die als Gewichtsträger, Kraftpuffer und Gelenkpolsterung wirkt.

2. Bei konstantem Druck auf die Bandscheibe wird Wasser aus der Substanz im Inneren der Bandscheibe herausgepreßt; der Wassergehalt wird dort reduziert.

3. Eine gleichförmige, im Winkel auftreffende Kraft, die auf die Bandscheibe wirkt, führt dazu, daß ein großer Teil dieser Kraft in Richtung des geöffneten Winkels drückt und so zur Verlagerung der Bandscheibe beiträgt.

4. Die konstante Spannung der Rückenmuskulatur, die entlang der Wirbelsäule verläuft, ist dafür verantwortlich, die

aufrechte Haltung zu ermöglichen sowie den geöffneten
Winkel an der Vorderseite konstant beizubehalten. Beides
verhindert, daß ein ungleichmäßig verteilter Druck eine Verlagerung der Bandscheibe verursacht.

5. Vergrößert man bewußt den Zwischenraum an der Vorderseite, ermöglicht man, daß sich die Bandscheibe wieder an
   ihren ursprünglichen Platz zurückzieht: Dies geschieht sowohl durch den unmittelbaren Zug der Befestigungsstelle
   von Faserband und Bandscheibenkörper als auch durch die
   dabei entstehende Kraft des Vakuums. Dieses Vakuum saugt
   nicht nur das weiche Bandscheibeninnere an seinen Platz zurück, sondern auch Wasser in den Bandscheibenraum, und
   fördert so eine schnellere Rehydration der Bandscheibe, die
   die osmotische Eigenschaft des Bandscheibenkerns in diesem Ausmaß nicht bewirken könnte.

6. Schließlich sind Einziehung und Rehydration der Bandscheibe absolut notwendig, damit der Gewichtsdruck auf die
   Gelenkfacetten an der Rückseite der Wirbelkörper (an denen sich bei anhaltendem Druck sogar Knochensporne bilden können) nachlassen kann. Ebenso wichtig ist es, daß der
   Druck nachläßt, der auf das Nervengewebe in der Nähe der
   nach hinten gedrückten Bandscheibe oder des Bandscheibenkerns ausgeübt wird.

Es kann nicht oft genug wiederholt werden: Wenn wir Schmerzen lindern wollen, die durch eine Bandscheibenverlagerung
entstehen, müssen wir sicherstellen, daß unser Körper optimal
mit Wasser versorgt ist, damit Wasser aus den Hauptzirkulati-
onssystemen austreten und die Bandscheibenkerne versorgen
kann. Ebenfalls muß sichergestellt sein, daß der vordere Winkel
des Zwischenwirbelraums so lange weiter als normal geöffnet
ist, bis die physiologischen Eigenschaften und die gesunde
Bandscheibenposition wiederhergestellt sind.

Da die Entwicklung und Reifung von Knochenmark und blutbildenden Zellen im Wirbelkörper vom Vorhandensein „freien Wassers" abhängig sind, werden sie im Falle einer generellen Dehydration noch vor den Bandscheiben mit Wasser versorgt. Wenn der Körper jedoch unter einer generellen Austrocknung leidet und gleichzeitig Wasser aus der Bandscheibe herausgepreßt wird und wenn dieses Wasser durch die kleinen Löcher in den flachen Wirbeloberflächen, die Kontakt mit den Bandscheiben haben, in das Knochenmark des Wirbels eintritt, steht das entwichene Wasser nicht zur vollständigen Rehydration des Bandscheibenkerns zur Verfügung.

Hilfe bei einem Bandscheibenvorfall

Bevor Sie bei einem Bandscheibenvorfall etwas unternehmen, muß vermittels einer Grobdiagnose festgestellt werden, daß der Schmerz wirklich von einer Bandscheibe verursacht wird und nicht andere ernsthafte Ursachen hat. Diffuse Kreuzschmerzen, die über längere Zeit, aber mit Pausen auftreten und sich schließlich zu einem lokalisierbaren Schmerz entwickeln und oftmals irgendwann bis in ein Bein ausstrahlen, sind ein recht sicheres Anzeichen, daß Sie es hier mit dem Folgen eines Bandscheibenvorfalls zu tun haben. Ich spreche von „Anzeichen", um zu verdeutlichen, daß auch andere Beschwerden ein solches Krankheitsbild verursachen können. Die Erkrankung der Bandscheibe und insbesondere der Bandscheiben des vierten und fünften Lendenwirbels ist allerdings in den allermeisten Fällen der Auslöser für einen Bandscheibenvorfall. Welche Bandscheibe auch immer betroffen ist, die hier aufgezeigte Behandlungsmethode ist sanft und führt schnell zu spürbaren Ergebnissen.

Seit ich diese Behandlungsmethode praktiziere, bin ich auf einen sehr nützlichen und einfachen Diagnosehinweis gestoßen. Abbildung 9 (siehe Seite 46) zeigt, daß die Dornfortsätze der Wirbel direkt unter der Rückenhaut zu fühlen sind. Häufig ist es möglich, durch leichten Fingerdruck auf die Knochenvorsprünge und die Region unmittelbar neben diesen Vorsprüngen die berührungsempfindliche und schmerzhafte Bandscheibenregion zu lokalisieren.

Interessanterweise geht diese Empfindlichkeit bzw. der Schmerz während des Behandlungsprozesses zurück und verschwindet irgendwann völlig, während zur gleichen Zeit der Begleitschmerz im Bein aufwärts wandert, bis er nicht mehr zu spüren ist. Ich habe die Erfahrung gemacht, daß die Übungen mit den Kissen (siehe Kapitel 3) den Schmerz normalerweise nach einer halben Stunde lindern, sofern die Beschwerden infolge fortschreitender Erkrankung des Knochens und / oder nach wiederholten operativen Eingriffen nicht chronisch geworden sind. Wenn Sie die Übungen beim ersten Mal etwas zögerlich durchführen, dauert es vielleicht ein wenig länger; vielleicht stellt sich eine Besserung auch erst nach einem zweiten Übungsdurchgang ein. Vielen Betroffenen ist es hilfreich, bewußt nachzuvollziehen und zu verstehen, was während der Übung geschieht, so daß sie sie dann wirkungsvoll und ohne Besorgnis durchführen können.

Wir sollten bedenken, daß die menschliche Wirbelsäule in der Lage ist, sich beträchtlich nach vorn und hinten zu biegen; die in den entsprechenden Übungen notwendige Beugung stellt nur einen kleinen Bruchteil dieser Fähigkeit dar.

Die Methode der Bandscheibenkorrektur

Lassen Sie uns die Grundgedanken zum Übungsprogramm mit Kissen noch einmal aufgreifen: Sie brauchen als Hilfsmittel nichts weiter als vier Kissen (vgl. Abbildungen in Kapitel 3). Die Kissen dürfen nicht zu ausladend sein; sie sollten fest sein, damit sie übereinandergelegt noch etwa 15 cm hoch sind, wenn Sie sich auf sie legen (dies entspricht einer Höhe von etwa 30 cm, wenn die Kissen nicht zusammengedrückt sind). Mit diesem Kissenstapel können Sie für eine kurze Zeit jene Prinzipien der Schwerkraft herbeiführen, denen normalerweise Lebewesen mit einer horizontalen Wirbelsäule unterliegen.

Legen Sie die beiden Kissenstapel im Abstand von etwa 50 cm auf den Boden (siehe Abbildung 10, Seite 48). Dieser Abstand hängt natürlich von Ihrer Körpergröße ab. Knien Sie sich auf den Rand des vorderen Stapels, legen Sie die Hände auf den Boden, schieben Sie den Körper sehr sanft vorwärts, und legen Sie Ihren Brustkorb auf die beiden vorderen Kissen: Auf diese Weise bringen Sie die schmerzende Stelle im Rücken genau in die Mitte zwischen den beiden Kissen (siehe Abbildung 11 c, d, Seite 50).

Wenn Sie Ihren Körper vorsichtig in diese Position gebracht haben, entsteht in der Gegend der verlagerten Bandscheibe die größte vordere Öffnung der Zwischenwirbelräume. Sollte Ihre Rückenmuskulatur krampfen, wird Ihr Rückgrat steif und reagiert in der neuen Position nicht (siehe Abbildung 11 d, Seite 50). Versuchen Sie, den Rücken bewußt zu entspannen – das erreichen Sie am besten, wenn Sie einige Male so tief ein- und ausatmen, daß das Rückgrat sich dabei auf und ab bewegt.

Falls nötig, sollte dies so lange wiederholt werden, bis die Auf-und-ab-Bewegung des Rückgrats ganz leicht und natürlich geschieht.

Die Bewegung bewirkt, daß die vorderen Zwischenwirbelräume in der gesamten Lendenwirbelgegend sich öffnen und
teilweise wieder schließen (siehe Abbildungen 12, 13, Seiten
51, 52). Sie erwirken eine Sehnenverkürzung und Vakuumredu-
zierung – und zwar als Korrektur für alle Bandscheiben (siehe
Abbildung 33, Seite 123). Diese Dynamik ist mit der Bewegung
eines Blasebalgs vergleichbar, der Luft ansaugt.

In dieser Haltung, in der bei der tiefen Atmung ein Teil des
Gewichts auch auf dem Brustkorb lastet, ermöglichen Zwerch-
fell und Bauchmuskeln, daß Luft eingezogen und wieder aus-
gestoßen wird. Das hat einen zusätzlichen Effekt: Es entsteht
periodisch ein Vakuum in der Bauchhöhle, das die Wirkung des
Vakuums im Zwischenwirbelraum auf die Bandscheiben noch
unterstützt. Wenn das Rückgrat anfängt, sich zu bewegen, sollten die Bauchmuskeln sich entspannen.

Diese Entspannung bringt den Bauch näher zum Boden, er
hat dann allerdings noch keinen Bodenkontakt. Wenn Ihr
Bauch von Anfang an den Boden berührt, stocken Sie die Kissenstapel ein wenig auf. Das Gewicht Ihres Leibes soll eine Bie-
gung Ihres Rückens hervorrufen – ähnlich wie in Abbildung 14
(siehe Seite 54).

Das gleiche gilt übrigens auch für Probleme mit den Bandscheiben im Hals- und Brustbereich. Bei Übungen für den Hals
ist ein wenig Improvisation nötig: Man kann zum Beispiel den
Hals auf die gleiche Art wie oben beschrieben nach hinten
strecken, indem man die Stirn auf eine Stuhllehne legt, die man
mit einem Kissen oder Tuch bedeckt hat, und dabei den Körper
nach unten sinken läßt. Oder man läßt den Kopf und den Hals
wiederholt sachte nach hinten fallen. Aber auch der folgende
Übungsablauf kann bei Bandscheibenproblemen im Halswir-
belbereich helfen.

Wenn Sie sich mit der oben beschriebenen Position auf den
Kissen und mit dem Atemrhythmus vertraut gemacht haben,

sollten Sie bewußt darauf achten, sich jeweils nach einigen
Phasen des tiefen Ein- und Ausatmens zu entspannen, damit
Ihnen nicht schwindlig wird. Nach einer kurzen Phase der
Entspannung – Sie bleiben auf den Kissen liegen – heben Sie
nun ein Bein einige Male an und strecken es nach hinten und
oben. Mit dem anderen Bein wiederholen Sie diesen Bewegungsablauf. Führen Sie das sehr langsam und bewußt durch,
und heben Sie das Bein jeweils nur so hoch, wie es angenehm
für Sie ist.

Diese Bewegung des Beins führt zu einer leichten Rotation
der Wirbelsäule, die zur Beweglichkeit und gesunden Posi-
tionierung der verlagerten Bandscheiben beiträgt. Außerdem
fördert dieses Anheben der Beine eben jene Bewegung des
Rückgrats, durch die sich die vorderen Winkel der Zwischenwirbelräume öffnen.

Nach einigen Übungs- und Atemphasen sollte der Bauch
entspannt sein und fast den Boden berühren (siehe Abbildung
14, Seite 54). Diese Position führt zu der beabsichtigten über-
triebenen Krümmung der Wirbelsäule im Lendenbereich.

Von dem Moment an, in dem der Bauch sich so weit entspannt, daß die Verlagerung der Bandscheibe korrigiert wird,
wird die Linderung nicht lange auf sich warten lassen. Diese
Übungen sollten so lange ausgeführt werden, bis beim leichten
Druck mit den Fingerspitzen auf die bisher schmerzende Stelle
kein Schmerz mehr eintritt.

Atmen Sie noch einige Minuten lang entspannt, und lassen
Sie sich dann seitwärts auf den Boden rollen. Bleiben Sie etwa
fünf Minuten auf dem Boden liegen, damit sich die überdehnten Bänder und Sehnen wieder festigen können, bevor Sie aufstehen. Vermeiden Sie, beim Aufstehen einen krummen Rük-
ken zu machen. Setzen Sie sich zuerst hin, gehen Sie in die Knie,
und erheben Sie sich dann langsam in den Stand.

Wichtige Punkte, die Sie beachten sollten

Sie sollten einige Tage nach dem Üben Bewegungen meiden, bei denen Sie den Rücken beugen, und auch keine schweren Gegenstände tragen. Wenn Sie schwere Gegenstände vom Boden hochheben, sollte das mit einer Bewegung geschehen, in der Sie die Knie beugen und den Rücken gerade halten. Gewicht heben Sie an, indem Sie die Beine strecken, und nicht, indem Sie den Rücken beugen (siehe Abbildung 23 b, Seite 67).

Diese Vorsichtsmaßnahmen sind notwendig, damit die gedehnten Fasergewebe Zeit haben, sich wieder zu kräftigen und ihre natürliche Spannung zurückzugewinnen. Unter allen Umständen müssen Sie zusätzlich einige Übungen durchführen, mit denen Sie Ihre Rückenmuskulatur kräftigen. Wenn Sie dies tun und außerdem eine Zeitlang Körperhaltungen vermeiden, die die Rückseite der Zwischenwirbelräume öffnen und damit die Bandscheibe wieder aus ihrer Position herausdrücken, wird die betroffene Bandscheibe in ihrer richtigen Position bleiben, und Sie werden keine Schmerzen mehr haben.

Die problematischen Haltungen, die ich vorgestellt habe, sehen zwar harmlos aus, Sie sollten sie aber unbedingt vermeiden. Auf diese Weise kann – bei wiederholter Durchführung der korrigierenden Übungen (siehe oben und in Kapitel 3) – auch bei hartnäckigen chronischen Beschwerden eine Besserung erzielt werden.

Stärkung der Rückenmuskulatur

Die dargestellten Übungen zur Rückführung einer verlagerten Bandscheibe dienen übrigens bereits der Stärkung der Rückenmuskulatur. Wenn Sie bei den Übungen ins Schwitzen geraten, sollten Sie schon vorab Wasser trinken – also bevor der Körper Wasser verliert. Auf diese Weise beugen Sie einer Entwässerung und einer Bluteindickung (durch verminderten Wassergehalt des Blutes; sogenannte Hämokonzentration) vor. Alle Probleme des Körpers, die Bildung und Ablagerung von Cholesterin an den Arterienwänden eingeschlossen, beginnen mit einer Hämokonzentration. Dies ist eine „Warnung", die an alle gerichtet ist, die gern in die Sauna oder ins Dampfbad gehen oder die die Gewichtsanzeige auf der Waage niedrig halten wollen, indem sie ihrem Körper zu wenig Wasser zuführen oder bewußt Wasser entziehen.

Es ist erwiesen, daß der Körper mit zunehmendem Alter länger braucht, um sich im selben Maß wie ein jüngerer Körper zu rehydrieren – und das um so stärker, nachdem eine bewußte Entwässerung erst einmal stattgefunden hat.

Einige zusätzliche Übungen, die in diesem Buch beschrieben werden, stärken vor allem die Rückenmuskulatur (siehe Kapitel 3). Die lokale Blutzirkulation wird gefördert, und als Ergebnis werden sich auch die Funktionsfähigkeit und die Koordination der Sehnenreflexe verbessern. Gleichzeitig werden auch die Sehnen und Bänder kräftiger. Nach einiger Übung und Kräftigung können Sie zusätzlich Beingewichte einsetzen, um den Übungseffekt der Muskelkontraktionen noch zu erhöhen.

Rückenschmerz und Körperhaltung

Ich erkläre in diesem Buch den physiologischen und haltungsbedingten Behandlungsansatz bei Rückenschmerzen. Oberflächlich betrachtet widersprechen meine Erklärungen vielleicht dem derzeitigen Verständnis, nach dem Fachleute folgende Haltung empfehlen: Die Beine sind angezogen, und wenn Sie auf dem Rücken oder in einer Embryohaltung schlafen, sollen Sie einige Kissen unter die Knie legen. Nach ein paar Tagen Schlaf in einer dieser Haltungen scheint der Rückenschmerz zurückzugehen (oft mit Hilfe von Schmerzmitteln). Die Wirkung dieser Haltungsveränderung läßt sich einfach erklären, und das wird Sie vielleicht interessieren.

Wenn wir aufrecht stehen, ist unser Körper immer leicht nach vorn gebeugt; gleichzeitig ziehen die Rückenmuskeln den Körper konstant nach hinten. Dieses ist eine automatische und dauerhaft aktive Ursache-und-Wirkung-Reaktion des Körpers. Infolge eines immer gleichen Befehls aus dem zentralen Nervensystem sorgen die Rückenmuskeln dafür, daß diese Haltung ständig aufrechterhalten wird. Die Muskeln entspannen sich erst, wenn man sich auf eine Seite legt und die gegeneinander wirkenden vorderen Muskelpartien das Signal erhalten, den Körper vorwärts zu ziehen. Die Rückenmuskeln können sich dann entspannen, da das zentrale Nervensystem seinen Befehl, die Muskelspannung aufrechtzuerhalten, teilweise aufhebt (wie wir bereits wissen, erhöht sich beim Stehen die Last der Rückenmuskeln). Wenn Sie auf dem Rücken liegen und die Knie anziehen, werden die Rückenmuskeln vom konstant aktiven Befehl des zentralen Nervensystems, zu kontrahieren, abgeschnitten (das betrifft jenen Muskeltonus, der gelegentlich zu Krämpfen führt).

Die verordnete Bettruhe und Haltung ist ein sehr einfacher Weg zur momentanen Linderung der Rückenschmerzen; er berührt allerdings nicht das grundlegende Problem der Dehydration, dem eigentlichen Verursacher der Rückenschmerzen.

Ich stelle in diesem Buch die Wurzel des Problems bei Rückenschmerzen sowie einen Ansatz für die Behebung dar; es ist wichtig, im Auge zu behalten, daß eine wirkungsvolle Maßnahme für die Vermeidung späterer Rückenprobleme der Aufbau und die Erhaltung einer „stärkeren" und leistungsfähigeren Rückenmuskulatur ist.

Die aufgezeigten speziellen Übungen am Boden (siehe Kapitel 3) sollten möglichst häufig und mit steigender Intensität und Dauer durchgeführt werden.

Wasser trinken sorgt vor

Zum Ende dieses Kapitels möchte ich noch einmal an die große Bedeutung der täglich aufgenommenen Wassermenge als ersten Schritt für diese spezielle Behandlung erinnern. Ein beginnendes Durstgefühl ist kein verläßliches Anzeichen für eine zu geringe Wasserversorgung; Sie können an Wassermangel leiden, obwohl Sie keinen Durst empfinden. Wenn eine generelle oder lokale Entwässerung der Körperzellen vorliegt und die Körperflüssigkeit über das normale Maß konzentriert ist, geben sie ihre eigenen essentiellen Grundstoffe nicht an die Grundsubstanz des Nucleus pulposus ab. Als Resultat kann dieser weder sein Volumen erreichen, noch jene Eigenschaften entwickeln, die die Wirbel gegeneinander abpolstern.

Das Problem der Bandscheibendegeneration beginnt mit dem scheinbar so einfachen Sachverhalt, daß der Wasserhaushalt nicht ganz funktionstüchtig ist. Jeder benötigt jeden Tag mindestens anderthalb bis zwei Liter Wasser, egal ob wir durstig sind oder nicht. Obwohl auch Kaffee, Tee und Alkohol Wasser enthalten, versorgen sie die Zellen nicht mit Wasser; im Gegenteil: Sie entziehen dem Körper Wasser.

Hinweise und Empfehlungen

Nachdem Sie bis hierher die Anleitung zur Selbstbehandlung gelesen haben, sollten Sie ein Grundverständnis der Physiologie und der Funktion Ihrer Bandscheiben erlangt haben. Dies gilt vor allem für die Bandscheibe des 5. Lendenwirbels (siehe Abbildung 27, Seite 73).

Vielleicht bringen Ihre Bandscheibenprobleme Sie eines Tages so aus der Ruhe, daß Sie etwas unternehmen möchten. Machen Sie es sich zum Prinzip, den Rat mehrerer Ärzte oder anderer Spezialisten einzuholen – es gibt erfahrungsgemäß noch zu viele Experten, die allzu schnell zum Skalpell greifen. Chirurgische Eingriffe sind aber nicht immer die Lösung eines Problems. Ganz im Gegenteil: Sie können Beschwerden noch verschlimmern.

Wenn Sie jemals ein Buch über dieses Thema gelesen haben, das sich zum Wohl der Patienten mit dieser Thematik auseinandersetzt, werden Sie sehen, daß dort die gleiche Meinung vertreten wird; die konservative (im Sinne: erhaltende) Behandlung wird bei Beschwerden dieser Art grundsätzlich und selbstverständlich empfohlen.

Erlauben Sie mir einen kurzen Exkurs: Seit kurzem gibt es in den USA eine neue konservative Behandlungsweise bei Bandscheibenproblemen, bei der mit Injektionen gearbeitet wird. Es wird Chymopapain gespritzt, ein Extrakt des Papaya-Baums. Diese Injektionen sollen bestimmte Stoffe in der betroffenen Bandscheibe auflösen. Obwohl diese Methode derzeit sehr verbreitet ist, wird die zugrundeliegende Argumentation nicht allgemein akzeptiert.

Ein Leitartikel in *The Lancet* (eine renommierte medizinische Fachzeitschrift; siehe *Literatur*) befaßt sich mit eben diesem Thema. Offenbar sprechen bei einer Behandlung nur vier Prozent der gesamten Bandscheibenstruktur auf diese Substanz an – eine so geringe Wirksamkeit kann kaum als bedeutsam angesehen werden. Den Höhepunkt dieses Artikels bildet die Diskussion über den Vergleich dieser Substanz mit einem Placebo: Offenbar kann mit einem Placebo eine ebenso gute schmerzstillende Wirkung erzielt werden wie mit Chymopapain. (Ein Placebo ist eine inaktive Substanz, die bei der Untersuchung der Wirksamkeit von Medikamenten zu Vergleichszwecken eingesetzt wird.) Dies ist eine interessante Diskussion. Ein Fachmann brachte das wie folgt zum Ausdruck: „Während erwiesen ist, daß mit Chymopapain in Doppelblindstudien deutlich bessere Ergebnisse erzielt werden als mit salzhaltigen Lösungen, gibt es keine Anzeichen dafür, daß Chymopapain besser wirkt als nichts – was nichts anderes heißt, als daß man sich ebensogut auf die Fähigkeit der Bandscheibe zur Selbstheilung verlassen kann." Dies scheint mir ein sehr vernünftiger Ratschlag für alle zu sein, bei denen sich die Bandscheibenprobleme im Anfangsstadium befinden.

Eine konservative Haltung scheint mir angesichts des hier behandelten gesundheitlichen Problems die vernünftigste. Die ersten Schritte in diese Richtung sind regelmäßige Flüssigkeitsaufnahme sowie Übungen, die geeignet sind, die Rückenmuskulatur zu kräftigen, damit die Wirbelsäule ihre aufrechte Haltung behält und jederzeit auf die Bedürfnisse des Körpers reagieren kann.

Einige Patienten möchten vielleicht einen Chiropraktiker zu Rate ziehen, der das Rückgrat wieder „zurechtrückt". Die elementaren Informationen in diesem Buch und die hier empfohlenen Übungen können ein erster Schritt in die gleiche Richtung sein; mit ihnen können Sie selbst Ihrem Rücken helfen.

Bis wir global dahin gelangt sind, den Körper und unser Leben ganzheitlich zu begreifen und zu behandeln, empfehle ich den Leserinnen und Lesern, sich ihren Körper in einem anderen Rahmen vorzustellen. Einige Vorschläge: In einer Raumsonde stellt sich der Mensch auf die spezielle Umgebung so ein, daß ihm das physiologische Überleben im Weltraum ermöglicht ist. Sie können sich Ihren Körper aber auch als „Sonde" für Bewohner eines Wasserplaneten vorstellen. Die Wasserplanetbewohner verfügen über ein spezifisches Wirtschafts- und Energieversorgungssystem – ein System, das nur in einer Umgebung funktionieren kann, die aus Wasser besteht. Alle Stoffe in der „Lebenssonde" müssen auf dem Wasser transportiert werden. Dies gilt auch für solche Zellen, die offenbar über Mikroströmungssysteme verfügen, über die sie Bestandteile der körpereigenen „Fertigungssysteme" zu den „Fließbändern" und von diesen wieder weg transportieren. Wir bezeichnen dies als den DNA-Komplex (wissenschaftlich interessierte Leserinnen und Leser, die sich weiter informieren möchten, finden weitere Ausführungen zu diesem Ansatz in den Aufsätzen von Dieter Weiß; siehe *Literatur*).

Soweit dieses Bild. Auch eine andere Analogie mag dem interessierten Leser zum tieferen Verständnis der dargestellten Abläufe verhelfen: Die von Wasser umgebenen Zellen haben mit der Zeit ein energieerzeugendes System geschaffen, dessen Funktionsweise große Ähnlichkeiten mit einem Wasserkraftwerk aufweist. Ebenso wie wir Wasser vor einem Damm aufstauen, dessen Energiepotential zum Betreiben von Generatoren im Kraftwerk genutzt und somit in elektrische Energie umgewandelt wird, so nutzen die Zellen im menschlichen Körper analog zu diesem Vorgang den Unterschied zwischen dem Wassergehalt der Zellen und dem Wassergehalt der Lösung außerhalb der Zellen. Die zahlreichen Zellgeneratoren (die Kationenpumpen) sind einem Wasserdruck ausgesetzt, und mit ihm erzeugen die Zellen ein elektrisches Kraftpotential, das in den chemischen Batterien der Zellen (Adenosintriphosphat, kurz: ATP) gespeichert wird und den Zellen in bestimmten Phasen zum Überleben zur Verfügung steht.

Kapitel 6

Mit anderen Worten: Zum Thema Arthritis

Üblicherweise wird zwischen Kreuzschmerzen und entzündlichen Gelenkschmerzen an anderen Stellen im Körper unterschieden. Diese Trennung ist unpräzise, denn der Mechanismus der Schmerzerzeugung bei Gelenkbeschwerden dieser Art ist offenbar der gleiche. Beide Arten von Schmerz sind Anzeichen für dasselbe physiologische Phänomen im Körper.

Ihre Aufteilung nach „Regionen" ermöglicht die bequeme Aufteilung in verschiedene beteiligte spezifische Unterkategorien. Die eine Art von Beschwerden läßt man dann vom Rheumatologen behandeln, beim anderen Leiden zieht man einen Orthopäden oder Chiropraktiker zu Rate. Beide Untersuchungen werden zum gleichen Ergebnis führen, und es wird eher eine Schmerzbewältigung oder -linderung stattfinden als eine Heilung. Grundsätzlich weisen beide Erkrankungen ein vergleichbares Krankheitsbild auf – mit dem einzigen Unterschied, daß sie in anderen Körperregionen auftreten.

Es heißt, daß etwa fünfzig Millionen Amerikaner an irgendeiner Art Arthritisschmerz leiden. Etwa dreißig Millionen US-Bürger leiden permanent an Rückenschmerzen. Man sagt auch, daß jährlich einige Millionen Menschen funktionale Einschränkungen durch Rückenschmerzen erfahren. In den

Vereinigten Staaten werden jedes Jahr sechzehn Milliarden US-Dollar für die Behandlung von Rückenschmerzen ausgegeben. Darüber hinaus entsteht als Folge von Rückenschmerzen Jahr für Jahr ein Produktivitätsverlust von achtzig Milliarden US-Dollar. Diese immer wieder zitierten Zahlen weisen – auch wenn sie nur teilweise korrekt sein sollten – auf ein verheerendes Problem in der amerikanischen Bevölkerung hin. Statistisch gesehen sind diese Zahlen vielleicht auch repräsentativ für andere Industrienationen.

Das Phänomen Schmerz

Wie bereits an anderer Stelle dargestellt: Bei chronisch schmerzhaften Gelenkbeschwerden des unteren Rückgrats oder der Hand- und Beingelenke stellt der chronische, wiederkehrende Schmerz an sich ein Zeichen des Wassermangels der leidenden Region dar. Der Schmerz tritt auf, weil nicht genügend Wasser zirkuliert, das die lokale Übersäuerung und die toxischen Substanzen auswaschen könnte. Diese lokalen Gelenkschmerzen gehören zu einer Serie von Not- und Krisensignalen des menschlichen Körpers, deren Ursache Durst ist. (Ausführlichere Informationen über diesen Zusammenhang finden Sie in dem Buch *Wasser – die gesunde Lösung*, siehe *Literatur*.)

An welcher Stelle sich der Schmerz bemerkbar macht, hängt davon ab, wo diese lokale „Austrocknung" sich festgesetzt hat. Der Kreuzschmerz hat zwei Komponenten: zum einen den Muskelkrampf, der den Schmerz auslöst, und zum anderen die Degeneration der Bandscheibe, durch die die Sehnen und Bänder der Wirbelsäule stärker belastet werden. Jede dieser beiden Komponenten wird durch eine beginnende chronische Dehydration (Austrocknung) ausgelöst.

Zur Erinnerung: Grundsätzlich besitzen alle Gelenkoberflächen eine schützende Knorpelschicht. Die knöchernen Gelenkstrukturen werden durch eine feste Knorpelschicht voneinander getrennt. Diese Knorpelschicht ist so zusammengesetzt, daß sie eine immense Wassermenge speichern kann. Sein Wassergehalt ermöglicht dem Knorpel, über die gegenüberliegende Knochenoberfläche zu gleiten und so die geschmeidigen Gelenkbewegungen zu ermöglichen.

Daher führt eine länger anhaltende Dehydration des Knorpels zu verstärkter Reibung und Abnutzung der knorpeligen Kontaktflächen im Gelenk. Im Verlauf des weiteren Vorgangs (in dem die Durchblutung des Gelenks zunimmt, um Schmierung und Reparaturvorgänge der äußeren Gelenkkapsel zu ermöglichen) entsteht auch Schmerz. Dieser Gelenkschmerz ist ein Anzeichen für lokale Dehydration und dafür, daß die Gelenke nicht in der Lage sind, mit den erhöhten Ansprüchen an ihre Bewegungsfähigkeit zurechtzukommen.

Wenn der Knorpel nicht ausreichend mit Wasser versorgt ist, ist auch seine Gleitfähigkeit eingeschränkt. Die Knorpelzellen registrieren ihre Austrocknung und senden ein Schmerzsignal aus, da sie bei Beanspruchung im dehydratisierten Zustand nach kurzer Zeit absterben und sich von ihren Kontaktflächen mit dem Knochen ablösen würden. Die unmittelbare Umgebung des Knorpels ist alkalisch; bei Wassermangel wird sie jedoch sauer. Diese Azidität sensibilisiert die Nervenenden, die jetzt mit Schmerzsignalen reagieren.

Es ist wohl allgemein bekannt, daß Blut im Knochenmark produziert wird. An den Kontaktoberflächen der Knochen werden die aktiv wachsenden Blutzellen im Knochenmark mit Vorrang vor den Knorpelzellen mit dem Wasser versorgt, das in der Knochenstruktur zur Verfügung steht. Die Versorgung der Knorpel, die alle Knochenoberflächen bedecken, geschieht durch die Zirkulation von Blut und Serum, und zwar durch die

Knorpelbasis und durch die Verbindungsstelle mit dem Knochen hindurch. Das Serum, das den Knorpel erreicht, transportiert die Rohstoffe, die für die Wiederherstellung der (durch Abnutzung und Reibungskontakt mit den gegenüberliegenden Kontaktstellen) zurückgehenden Knorpelschicht notwendig sind.

Treten Schmerzen in symmetrisch angeordneten Gelenken auf, ist dies ein Anzeichen dafür, daß das Gehirn die Belastung dieser Gelenke als gleichwertig einstuft. Es nimmt daher an, daß diese Gelenke nicht vollständig in der Lage sind, eine bestimmte Druckbelastung auszuhalten, bis eines oder beide Gelenke wieder vollständig mit Wasser versorgt sind. Schmerzen dieser Art müssen so lange durch regelmäßige Wasseraufnahme behandelt werden, bis der Knorpel wieder vollständig mit Wasser versorgt und bis Säure und toxische Stoffe ausgewaschen sind.

Wenn der Schmerz nicht gleichzeitig in den entsprechenden Gelenken des gegenüberliegenden Gliedes auftritt, wandert er häufig von Gelenk zu Gelenk. „Chronische Schmerzen" bestehen quasi aus zwei Komponenten, nämlich dem lokalen Schmerz und dem Schmerz, der im zentralen Nervensystem registriert wird. Der lokal empfundene Schmerz kann durch die Einnahme von Schmerzmitteln gelindert werden. Der Schmerz auf der Ebene des Gehirns kann durch Schmerzmittel nicht beeinflußt werden; Schmerzen dieser Art können eher durch die Zufuhr einer angemessenen Wassermenge behandelt werden.

Das dehydratisierte Gelenk

Der Knorpel ist ein biegungsfestes, gefäß- und nervenloses, lebendes Stützgewebe, dessen Zellen eine alkalische Umgebung bevorzugen. Die Alkalität des Mediums ist vom Wasserdurchfluß im Knorpel abhängig, da Wasser die Säure ausspült. Salz ist dabei behilflich, dem Inneren der Knorpelzellen Säure zu entziehen und sie in den Wasserkreislauf zu leiten, der es vom Knorpel weg führt. Dies geschieht in einem fortlaufenden Prozeß.

Zwei Elemente – Wasser und Salz – sind also erforderlich, damit sich dieser Prozeß erfolgreich vollziehen kann. Eine ausreichende Versorgung mit Salz ist unverzichtbar für die Vorbeugung von arthritischen Schmerzen, seien es nun Schmerzen in den Handgelenken oder im Rückgrat. Der Salzgehalt des Serums bestimmt gleichzeitig sein Flüssigkeitsvolumen und einen ausreichenden Wasserdurchfluß durch das Knorpelgewebe.

Die Gelenkknorpelzellen sterben bei einem anhaltend hohen Säuregehalt und Abrieb schneller ab. Abgestorbene Zellen müssen ersetzt werden. Wenn die Knorpelmasse übermäßig beansprucht wurde und sich in einem Regenerationsprozeß befindet, signalisieren die Sensoren in der betroffenen Region sehr deutlich, daß Reparaturarbeiten dringend notwendig sind. Unter diesen Umständen wird – wenn auch wenig effektiv – der Versuch unternommen, das benötigte Wasser für die neuen Knorpelzellen aus dem Blut zu ziehen, das die Gelenkkapsel versorgt. Dieser Vorgang unterstützt aber lediglich die Schmierung im Gelenkinneren; bei der Aufrechterhaltung der Knorpelbildung aus der Knorpelbasis heraus (als Ersatz für totes Gewebe) ist dieser Vorgang nicht besonders effektiv.

In der Haut, die die Gelenkkapsel überzieht, befinden sich bestimmte Zellen, die die Fähigkeit besitzen, lokale Hormone

abzugeben, die die Reparaturtätigkeit anregen und gleichzeitig
ein Schmerzsignal auslösen können. Beim Ausstoß dieser Hormone geschehen verschiedene Dinge:

1. Das absterbende Gewebe wird vom Zellinneren her abgebaut; die Bestandteile werden ausgeschieden, damit sie von
   „Abfallsammlern" aufgelesen und wiederverwertet werden
   können.

2. Die Blutzirkulation für diese Region wird bis in die nächstliegenden Regionen der Faserkapsel, die das Gelenk bedeckt, verstärkt. Schwellung und Dehnung der Gelenkkapsel führen zu Steifheit und schließlich zu Schmerzen.

3. Gleichzeitig findet ein Eiweißabbau statt, und es werden
   mehr Aminosäuren für Reparaturzwecke mobilisiert.

4. In der entzündlichen Umgebung innerhalb des Gelenks beginnen einige weiße Blutkörperchen, aus zwei offensichtlichen Gründen Wasserstoffperoxyd und Ozon zu produzieren:
   Zum einen soll der Gelenkraum steril gehalten werden, damit Bakterien nicht die Gelenkhöhle infizieren können.
   Zweitens soll genügend Sauerstoff zu jenen Zellen gelangen,
   die mit dem Reparaturprozeß beschäftigt sind und die durch
   ihre lokale Isolation und die trägen Eigenschaften der durch
   den entzündlichen Prozeß ausgeschiedenen Stoffe nur eingeschränkt mit dem Sauerstoff im Blut versorgt werden können.

5. Es gibt einen lokalen „umformenden Wachstumsfaktor",
   der das Wachstum des Gewebes in Bereichen größerer Beanspruchung fördert.

6. Aus den „Erfahrungen", die das Gehirn ständig macht,
   bezieht es Wissen, das für den gesamten Körper nutzbar
   gemacht wird. Umformung und Kräftigung anderer Gelenke
   mit ähnlicher Struktur werden ebenfalls ausgeführt. Dies
   scheint der Grund dafür zu sein, daß von Rheuma befallene

Handgelenke Entzündungen und Abweichungen von der eigentlichen Gelenkform oft spiegelbildlich entwickeln.

Rückenschmerzen und Ischias

Im Themenzusammenhang der Arthritis lassen Sie uns kurz den Symptomenkomplex von Rückenschmerzen wiederholen: Das Gewicht des Körpers wird von 23 Bandscheiben getragen, die sich zwischen den 24 Wirbeln befinden. Die Bandscheiben sind zwischen den Knorpelplatten eingebettet, die sich an den sich gegenüberliegenden flachen Wirbeloberflächen befinden. Bestandteil jedes Wirbels ist auch der Endplattenknorpel, der mit den gewichtstragenden Flächen des Wirbels verbunden ist.

Bei Bewegung soll die Bandscheibe eine minimale Gleitbewegung zwischen den Endplattenknorpeln ausführen, die sich an der Wirbelober- und Wirbelunterseite befinden. 75 Prozent des Gewichts der oberen Körpermasse werden durch die Bandscheiben getragen, die in ihren Kernen Wasser absorbieren und speichern können. Wenn der Körper dehydratisiert ist (wenn nicht regelmäßig genug Wasser getrunken wird), wird die Masse des Körpergewichts kontinuierlich Wasser aus den Bandscheiben herauspressen, und das Wasser kann nicht in genügender Menge ersetzt werden. Die dehydratisierten Bandscheiben und ihre geschrumpften Kerne verlieren dann nach und nach die Fähigkeit, das Körpergewicht zu tragen. Sie verlieren ihre Keilwirkung, die Rückgratgelenke verlieren an Festigkeit.

Wenn die Bandscheiben hingegen gut mit Wasser versorgt und straff sind, bewegen sie sich selbst nicht. Allerdings wird ständig Wasser aus ihnen herausgedrückt, das sie wieder absorbieren, sich dadurch ausdehnen und so ihre Aufgabe als natürliche Stoßdämpfer erfüllen können.

Im entwässerten Zustand ist es möglich, daß die Bandscheiben sich rückwärts bewegen und auf die aus dem Rückenmark austretenden Nerven drücken. Geschieht dies im unteren Rückgratbereich, strahlt der Schmerz oftmals bis ins Bein aus. Dieser Schmerz wird als Ischiasschmerz bezeichnet; er muß sehr viel ernster genommen werden als der lokale Rückenschmerz. Der Ischiasschmerz weist darauf hin, daß die Struktur der Gelenke im Rückgratbereich so gestört ist, daß eine der Bandscheiben, die dem Rückgrat als Stoßdämpfer dienen (in 95 Prozent aller Fälle ist dies die Bandscheibe des untersten Lendenwirbels, die der ganzen oberhalb liegenden Wirbelsäule als Stoßdämpfer dient), sich nicht mehr in ihrer gesunden Position befindet und jetzt auf den Nerv drückt. Entwässerung und schlechte Haltung sind die häufigsten Faktoren für diesen Zustand.

Extreme und anhaltende Dehydration reduziert die Bandscheibensubstanz und ihre Polsterfähigkeit drastisch; am Ende dieses Abnutzungsprozesses reiben die Wirbel direkt an den Gelenkfacetten aneinander. Die Wirbelgelenke mit ihren vertikal angeordneten Gelenkfacetten befinden sich am Wirbelbogen (dem hinten gelegenen Teil des Wirbels), je zwei oben und unten. Diese Gelenke verankern jeden Wirbel mit ihren oberhalb und unterhalb gelegenen Nachbarwirbeln. Ihre Funktion besteht lediglich darin, die Bewegung der einzelnen Wirbel bei sehr heftiger Bewegung der Wirbelsäule stabil zu halten. Anders als bei den flachen Teilen der Wirbel darf auf den Gelenkfacetten kein Gewicht lasten. Wenn die Bandscheiben ihre stützende Polsterwirkung einbüßen und die Gelenkfacetten infolgedessen Gewicht zu tragen haben, setzen sehr starke, ernstzunehmende Rückenschmerzen ein.

Das Zirkulationssystem, mit dem der Bandscheibenraum und der Bandscheibenkern mit Flüssigkeit versorgt werden, ist von der Bildung eines schubweise auftretenden Vakuums im

Bandscheibenraum abhängig. An diesem Prozeß sind eine Anzahl von Bewegungen beteiligt – unter anderem das langsame und rhythmische Rückwärtsbeugen der Wirbelsäule.

Die Wirbelsäule ist so strukturiert, daß ihre Bestandteile bei Bewegung ein Vakuum herstellen können. Dieses Vakuum schafft eine Kraft, die bewirkt, daß alle Teile aneinander haften und alle Leerräume in den Gelenken mit Wasser gefüllt werden. Das Vakuum saugt Wasser ein, die Kraft des Gewichts preßt dieses Wasser wieder hinaus.

Nach diesem Mechanismus verläuft die Zirkulation in den Wirbelgelenken. Durch die Bewegung beim Laufen wird dieser natürliche Prozeß gefördert. Natürlich muß der Körper gut mit Wasser versorgt sein, damit Wasser diesen Kreislauf verlassen und in die Bandscheibenräume eintreten kann, sobald die Kraft des Vakuums in den Gelenkräumen gesteigert wird. Die entsprechenden Übungen (siehe Kapitel 3) helfen bei der Linderung und Korrektur, bei der Stärkung der Rückenmuskulatur und bei der Prävention.

Osteoarthritis

Osteoarthritis ist eine Gelenkentzündung mit Beteiligung des Knochens. Wenn die Knorpelmasse im Gelenk abstirbt, kommt es zu einer Reibung an den Oberflächen der Knochen. Dies kann im Rücken, in den Bein- oder Handgelenken geschehen.

Während die Knorpelzellen durch ihren Wassergehalt noch eine federnde Wirkung und damit eine gewisse Stärke hatten und dadurch den Stoß der Bewegung ausgleichen konnten, entwickeln die harten Knochenoberflächen eine aufeinander gerichtete Reibungskraft. Diese Reibungskraft löst einen entzündlichen Prozeß aus, der die Knochenoberflächen auf Dauer zerstören kann. Auf diese Weise bildet sich Osteoarthritis – dieser Prozeß stellt die zweite Stufe der Dehydration dar, die im ersten Schritt die Knorpeloberflächen zerstört.

Vorbeugung und Heilung

Auch bei Arthritis gilt: Der Körper benötigt täglich mindestens zwei Liter Wasser. Hier ist ausdrücklich Wasser gemeint – im Unterschied zu koffeinhaltigen und alkoholischen Getränken, die den Körper noch weiter austrocknen lassen.

Wasser sollte regelmäßig getrunken werden. Machen Sie sich zur Gewohnheit, Wasser zu trinken. Das Durstempfinden ist kein verläßliches Signal für das dringende Bedürfnis des Körpers nach Wasser, denn mit zunehmendem Alter verlieren wir unser Durstgefühl. Allmählich nehmen wir nicht mehr wahr, daß wir durstig sind.

Folgende Faustregel sollte gelten: Wenn Sie bewußt viel Wasser trinken, sollten Sie mit der täglichen Nahrung ¼ bis ½ Teelöffel Salz zu sich nehmen; wenn das Essen schon recht salzig ist, entsprechend weniger.

Häufige Muskelkrämpfe sollten als Hinweis auf einen Salzmangel des Körpers ernst genommen werden.

Auf dem Hintergrund dieser Informationen über die Notrufe des Körpers nach Wasser – und dem Wissen über die Rolle von Wasser und Salz für das reibungslose Funktionieren der Gelenke – möchte ich die Voraussicht wagen, daß Rückenschmerzen und rheumatische Gelenkschmerzen global verschwinden können.

Wir besitzen jetzt das Hintergrundwissen darüber, warum diese Schmerzen auftauchen, und können ihre Entstehung verhindern. In Zukunft sollten diese Schmerzen nur noch in Lexika und medizinischen Fachbüchern zu finden sein, jedoch nicht mehr in unseren Gelenken, wo sie unsere Körper schädigen.

Literatur

Batmanghelidj, F.: *Your body's many cries for water*, Falls Church, PO Box 3189, VA 22043 USA: Global Health Solutions Inc.; dt.: *Wasser – die gesunde Lösung*, Kirchzarten bei Freiburg: VAK Verlags GmbH 1997

Batmanghelidj, F.: *How to deal with back pain & rheumatoid joint pain*, Video (25 Min, VHS), Falls Church, PO Box 3189, VA 22043, USA: Global Health Solutions, Inc.

Batmanghelidj, F.: *Peptic ulcer disease. A natural method for prevention and treatment*, in: The Journal of the Iranian Medical Council 6/4, September 1982, S. 280–282

Batmanghelidj, F.: *A new and natural method of treatment of peptic ulcer disease*, in: J. Clin. Gastroenterology 5/1983, S. 203–205

Batmanghelidj, F.: *Revolution of water in medical treatments* (in persischer Sprache), Rowim 1985, S. 1–199

Batmanghelidj, F.: „ *Vacuum treatment" of low back and sciatic pain*, in: Revolution of water in medical treatments (in persischer Sprache), Rowim 1985, S. 199–251

Batmanghelidj, F.: *Pain. A need for paradigm change*, in: Anticancer Research, 7 (5b)/September-Oktober 1987, S. 971–990

Batmanghelidj, F.: *Neurotransmitter histamine: an alternative viewpoint*, Vortrag bei der *3rd Interscience World Conference* on *Inflammation, Antirheumatics, Analgesics, Immunomodulators*, abgedruckt in: Science in Medicine Simplified, I / April 1990, S. 7–39

Batmanghelidj, F.: *Can functions of histamine in the body offer explanation for some of the problems seen in gastroenterology?*, in: Science in Medicine Simplified (Veröffentlichung in Kürze)

Batmanghelidj, F.: *Is cell membrane receptor protein down-regulation also a hydrodynamic phenomenon?*, in: Science in Medicine Simplified (Veröffentlichung in Kürze)

Beierwalter, W. H. G. / Carretero, O. A.: *Kallikrein and kinins independently stimulate release from isolated rat glomeruli*, in: Greenbaum, Lowell M. / Matrgolius, Harry S. (Hrsg.): Kinin IV / Teil A, Plenum Press 1986, S. 265–272

Bruce, A. / Anderson, M. / Arvidson, B. / Isaksson, B.: *Body water composition. Prediction of normal body potassium, body water body fat in adults on the basis of body height, body weight and age*, in: J. Clin.Lab.Invest. 40 / 1989, S. 461–473

Cicoria, A. D. / Hempling H. G.: *Osmotic properties of a proliferating and differentiating line of cells from the bone marrow of the rat*, in: The Journal of Cellular Physiology 105 / Februar 1980, S. 105, 127

Cicoria, A. D. / Hempling H. G.: *Osmotic properties of differentiating bone marrow precursor cells: Membrane permeability to non-electrolytes*, in: The Journal of Cellular Physiology 105 / Februar 1980, S. 129–136

Clinics in sport medicine, in: Hunter-Griffin, Letha Y. / Cyriax, James (Hrsg.): The slipped disc, Gower 1980

Douglas, W. W.: *Polypeptides-angiotensin plasma kinins*, in: Goodman and Gillman's the pharmacological basis of therapeutics, Macmillan 1980, S. 647–667

Eisen, V. / Munday, M. R. / Slater, J. D. H.: *Role of kininase II in the regulation of renin secretion*, in: Greenbaum, Lowell M. / Matrgolius, Harry S. (Hrsg.): Kinin IV / Teil A, Plenum Press 1986

Fitzsimon, J. T.: *Mechanism of thirst and sodium appetite in hypovolaemia*, in: Baker, P. F. (Hrsg.): Recent advances in physiology, Churchill Livingstone 1984, S. 385 – 402

Hayden, D. A.: *Water, permeation through lipid bilayer membranes*, in: Frank, Felix / Mathias, Shiela F. (Hrsg.): Biophysics of water, John Wiley and Sons LTD 1982, S. 269 – 271

Hempling, H. G.: *Osmosis: The push and pull of life*, in: Frank, Felix / Mathias, Shiela F. (Hrsg.): Biophysics of water, John Wiley and Sons LTD 1982, S. 205 – 214

Intervertebral disc injuries, in: Eptein, Bernhard S. (Hrsg.): The spine. A radiological text and atlas, 4 / 1976, S. 620, 629 – 631

Kapandji, Ibrahim A.: *The physiology of the joints*, Churchill Livingstone 1974; dt. *Funktionelle Anatomie der Gelenke: Schematische und kommentierte Zeichnungen zur menschlichen Biomechanik*, Stuttgart: Enke

Katchalski-Katzir, E.: *Conformational change in macromolecules*, in: Biorheology 21 / 1984, S. 57 – 74

Livine, A. / Veitch, R. / Grinstein, S. / Balfe, J. W. / Marquez-Julio, A. / Rothstein, A.: *Increased platelet NA+-H+ exchange rates in essential hypertension: Application of a novel test*, in: Lancet, 7. 3. 1987, S. 533 – 536

Makara, Gabor B.: *Mechanism by which stressful stimuli activate the pituitary-adrenal system*, in: Federation proceeding, 44 / I / 2 / Januar 1985, S. 149 – 153

Mark, James T.: *Gas in intervertebral disc*, in: The Lancet, 11. 10. 1986, S. 843 – 845

Overuse Injuries, 6 / November 1987, W. B. Saunders & Co. 1987

Philipps, P. A. / Rolls, B. J. / Ledingham, J. G. C. / Forsling u. a.: *Reduced thirst after deprivation in healthy elderly men*, in: New England Journal of Medicine 1984, S. 753–759

Raines, Richard J.: *Intervertebral disc fissures (Vacuum intervertebral disc)*, in: American Journal of Roentgenology Radium Therapy and Nuclear Medicine, Dezember 1953, S. 964–966

Selvaggio, A. M. / Schwatz, J. H. / Bengele, H. H. / Alexander, E. A.: *Kinetics of the NA+-H+ antiporter as assessed by the change in intracellular PH in MDCK cells*, in: The American Physiological Society, 0363–6143 / 1986, S. C553-C562

Seto, S. / Rabit, S. F. / Maitra, S. R. / Wu, N. J.: *Effect of sodium restriction and corticosteroids on glandular kallikrein in plasma and submanibular glands*, Plenum Press 1986

Smith, W. Lynn / Merskey, Harold / Gross, Steven (Hrsg.): *Pain. Meaning and management*, in: Sp. medical and scientific books, 1980

Streen, B. / Lundgren, B. K. / Issakson, B.: *Body water in the elderly*, in: Lancet, 12. 1. 1985, S. 101

The back, in: Turek, Samuel L. (Hrsg.): Orthopaedic principles and their application, Lippincott Co. 1984, S. 1483–1519

Thirst and osmoregulation in the elderly, Editorial in: Lancet, 3. 11. 1984, S. 1017–1018

Thoraic and lumbar spines, in: Grieve, Gregory P. / Common Weiss, Dieter G. / Gross, Guenter W.: Intracellular transport in nerve cell processes: The chromatographic dynamics of axoplasmic transport, in: Oplatka A. / Balaban M. (Hrsg.): Biological structures and coupled flows, Academic Press 1983, S. 387–396

Vertebral joint problems, Churchill Livingstone 1981, S. 17–29

West, I. C.: *The biochemistry of membrane transports*, Chapmen and Hall

Wiggin, Philippa M.: *A mechanism of ATP-driven cation pumps*, in: Frank, Felix/Mathias, Shiela F. (Hrsg.): Biophysics of water, John Wiley and Sons LTD 1982, S. 266–269

Wood, George W.: *Lower back pain and disorders of intervertebral disc*, in: Crenshaw, A. H. (Hrsg.): Campbell's operative orthopaedics 1987, S. 3255–3321

Über den Autor

Dr. F. Batmanghelidj („Batman-gee-lidsch") absolvierte seine medizinische Ausbildung am *St. Mary's Hospital* der *London University*. Er praktizierte als Arzt in seinem Heimatland Iran und in Großbritannien und lebt heute in den USA.

Mit seinen Forschungen zum Phänomen des Schmerzes und des Wassermangels im Körper beabsichtigt er, den Weg für einen Paradigmenwechsel im Wissenschaftsverständnis der medizinischen Praxis zu bereiten. Um sein Paradigma der einfachen medizinischen Lösungen weiter zu erforschen und zu veröffentlichen, gründete er die gemeinnützige Stiftung *Global Health Solutions Inc.* Darüber hinaus veröffentlicht Batmanghelidj seine aktuellen Studien in wissenschaftlichen Zeitschriften. Sein Buch *Wasser – die gesunde Lösung* ist bereits ein internationaler Bestseller.

F. Batmanghelidj:

Wasser – die gesunde Lösung
Ein Umlernbuch

Wasser ist überall und im Überfluss vorhanden – und doch leiden wir Mangel daran! Wie es zu dieser scheinbar paradoxen Situation kommt, erläutert der Arzt und Forscher F. Batmanghelidj in dieser ersten ausführlichen Darstellung seiner neuen Präventions- und Heilmethode.

Die Quintessenz seiner jahrelangen Forschungen: Krankheiten sind nicht das Ergebnis einer fehlerhaften Zusammensetzung von Stoffwechselregulatoren, sondern Durstsignale des Körpers. Und sie sind daher mit einer einfachen und äußerst wirkungsvollen „Medizin" zu behandeln: mit Wasser und nichts weiter als reinem Wasser!

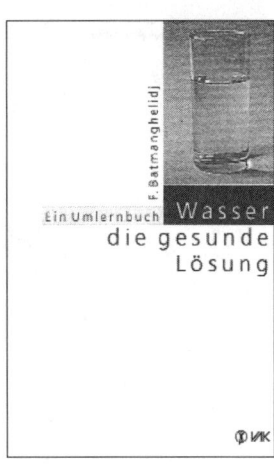

210 Seiten, 9 Abb., Paperback 13 x 20,5 cm,
ISBN 3-924077-83-5

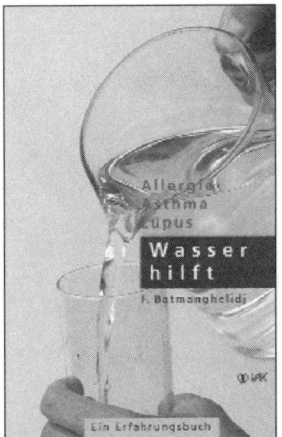

F. Batmanghelidj:

Wasser hilft
Allergien – Asthma – Lupus
Ein Erfahrungsbuch

Dieses Buch handelt von einem natürlichen, leicht zugänglichen, kostengünstigen und nebenwirkungsfreien Heilmittel: Wasser. Der Autor, bereits bekannt durch sein Buch Wasser – die gesunde Lösung, erklärt den Zusammenhang zwischen Austrocknung des Körpers und Asthma, Allergien oder Lupus (eine Autoimmunerkrankung, die oft mit schmetterlingsförmigem Ausschlag im Gesicht einhergeht). Eindrucksvolle Erfahrungsberichte über die Selbsthilfe mit Wasser zeigen: Regelmäßig Wasser trinken – das einfachste Rezept für eine gute Gesundheit!

184 Seiten, 20 Abbildungen,
ISBN 3-932098-81-1

Lalitha Thomas:

Nimm 10!
Alles, was Sie brauchen – in zehn Nahrungsmitteln

Es gibt viele gesunde Nahrungsmittel und vielerlei Ernährungsformen – Lalitha Thomas schafft Klarheit und konzentriert sich auf zehn ausgewählte Lebensmittel, die gemeinsam die Versorgung mit Proteinen, Spurenelementen, den wichtigsten Mineralien, mit essentiellen Fettsäuren, Vitaminen, komplexen Kohlenhydraten und Enzymen sicherstellen. Neben einigen besonders schmackhaften Rezepten bietet die Autorin auch Lösungsvorschläge für gesunde Ernährung auf Reisen.

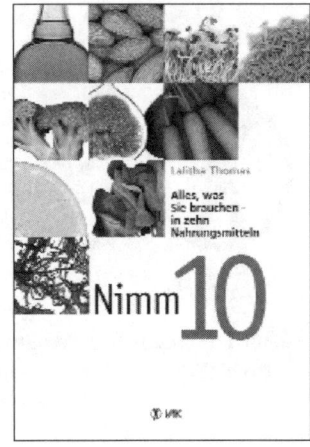

259 Seiten, Paperback, 15 x 21,5 cm,
ISBN 3-932098-68-4

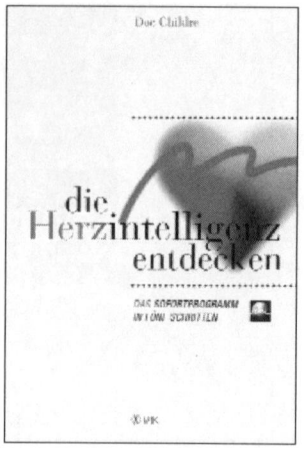

Doc Childre:
Die Herzintelligenz entdecken
Das Sofortprogramm in fünf Schritten

Stress – auch der so genannte negative Streß – gehört zum modernen Alltag. Die Auswirkungen für Herz und Gemüt sind enorm. Der Autor Childre hat eine Intelligenz entdeckt, die Soforthilfe ermöglicht: die Herzintelligenz.

Möglicherweise gehören auch Sie zu den Menschen, denen nach der Lektüre von *Die Herzintelligenz entdecken. Das Sofortprogramm in fünf Schritten* ein Stein vom Herzen fällt.

194 S., 15 Abb. sowie zahlreiche Listen und Tabellen,
Paperback 15 x 21,5 cm,
ISBN 3-932098-49-8,

www.herzintelligenz.de

Doc Childre:
Heart Zones
Musik zur Förderung der Herzintelligenz

Die Intelligenz des Herzens zu nutzen, um im Alltag spontan ausgeglichen sein zu können, ist eine neue, höchst wirksame Richtung im Selbstmanagement und in der Stressbewältigung. Sie können diese Musik „verstehen", auch ohne das Buch gelesen zu haben. Hören Sie dazu die CD/MC einige Male als Hintergrundmusik. Vergleichen Sie sie nicht mit Ihrer Lieblingsmusik, sondern lassen Sie sie einfach auf Ihr Herz wirken.

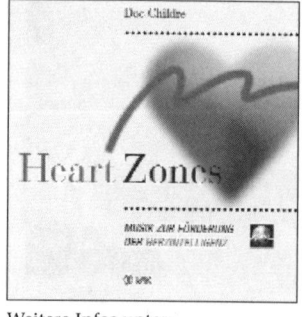

1999. Musik: Howard Martin (Perc.), Spieldauer 33:45 Min., lieferbar als:

CD mit mehrseitigem Erläuterungsheft,
ISBN 3-932098-52-8

MC,
ISBN 3-932098-60-9

Weitere Infos unter:
www.herzintelligenz.de

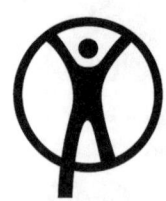

*Das **IAK Institut für Angewandte Kinesiologie GmbH**, **Freiburg**, veranstaltet laufend Kurse in Touch For Health (Gesund durch Berühren), in Edu-Kinestetik, in Entwicklungskinesiologie und in vielen anderen Bereichen der Angewandten Kinesiologie. Dank enger persönlicher Kontakte zu den Pionieren der AK ist das Institut in der Lage, ständig die neuesten Entwicklungen auf diesem Gebiet zu präsentieren.*

Außerdem fördert das Institut die Verbreitung der Angewandten Kinesiologie im deutschsprachigen Raum durch Weitergabe von Kontaktadressen und Literaturhinweisen.

Das Kursprogramm des IAK und weitere Auskünfte erhalten Sie (nach Voreinsendung von Briefmarken im Wert von 3,– DM) bei:

IAK Institut für Angewandte Kinesiologie GmbH, Freiburg

Eschbachstraße 5, D-79199 Kirchzarten, Telefon 076 61-98 71 0, Telefax 076 61-98 71 49

E-Mail: info@iak-freiburg.de; www.iak-freiburg.de